# Vol.11

Japanese Consortium for General Medicine Teachers

# 病院総合医教育の最先端

編集

## 大西 弘高
## 藤沼 康樹

SHORIN

# 目次

## Editorial
病院総合医─専門分化する医療の隙間から，地域包括ケアの担い手へ・・・・・・・・・・大西弘高　v

## 1. 病院総合医教育の枠組み
1　病院総合医のコンピテンシー：3学会合併を超えて・・・・・・・・・・・・・・・・・・・・・山城清二　2
2　「病院総合医」をめぐる言説の歴史的経緯と課題：プライマリ・ケア，家庭医構想，
　　大学総合診療部の先に見えてきたこと・・・・・・・・・・・・・・・・・・・・・・・・・・小泉俊三　5

## 2. 病院総合医教育の場と方向性
1　大病院における病院総合医育成と家庭医育成の両立・・・・・・・・・・・・・・・・・・中村権一　10
2　大病院における病院総合医育成と専門内科の関係性・・・・・・・・・・・・・・・・・・石丸裕康　14
3　大病院における病院総合医育成と離島医療・・・・・・・・・・・・・・・・・・・・・・本村和久　18
4　地方小病院における病院総合医育成・・・・・・・・・・・・・・・・・・・・・・・・・川島篤志　20
5　病院総合医と大学の総合診療・医学教育の役割・・・・・・・・・・・・・・・・・・・片岡仁美　24
6　病院が提供する在宅医療の意義と病院総合医・・・・・・・・・・・・・・・・・・・・次橋幸男　27
7　都市部中規模病院における病院経営と病院総合医・・・・・・・・・・・・・・・・・・亀谷　学　31
8　都市部小病院における病院経営と病院総合医・・・・・・・・・・・・・・・・・・・・山田隆司　35
9　大学病院の経営と病院総合診療医・・・・・・・・・・・・・・・・・・・・・・・・・山下秀一　38

## 3. 病院総合医の広範な機能
1　診断困難例における大病院外来での診断推論・・・・・・・・・・・上原孝紀・生坂政臣　44
2　二次医療圏レベルでの施設間連携・・・・・・・・・・・・・・・・・・・・・・・・・鄭　真徳　47
3　精神科境界領域と病院総合医・・・・・・・・・・・・・・・・・・・・・・・・・・・金井貴夫　50
4　病院を主な活動の場とする「総合診療医」の地域包括ケアにおける役割・・・木村琢磨　54
5　地域包括ケア病棟における病院総合医の役割・・・・・・・・・・・・・・・・・・・矢吹　拓　58
6　病院総合医とエンド・オブ・ライフケア・・・・・・・・・・・・・・・・・・・・・山本　亮　63
7　地域での医師養成と病院総合医の役割・・・・・・・・・・・・・・・・・・・・・・川尻宏昭　66
8　病院における家庭医外来・・・・・・・・・・・・・・・・・・・・・・・・・・・・重島祐介　69

## 4. 病院総合医に向けた教育方略
1　外来診療における体験学習・・・・・・・・・・・・・・・・・・・・・・・・・・・徳田安春　74
2　外来カンファレンス・・・・・・・・・・・・・・・・・・・・・・・・・・・・・・鈴木富雄　77
3　病棟カンファレンス病院総合医に向けた教育方略・・・・・・・・・・・・・・・・尾原晴雄　81
4　臨床倫理と多職種カンファレンス・・・・・・・・・・・・・・・・・・・・・・・・川口篤也　84
5　多職種連携とは・・・・・・・・・・・・・・・・・・・・・・・・・・・・・・・・酒井郁子　87
6　価値に基づく診療（Values-based Practice）ワークショップ・・・・・・・・・野村　理　90
7　チームSTEPPS®・・・・・・・・・・・・・・・・・・・・・・・・・・・・・・・郷間　厳　94
8　シネメデュケーション・・・・・・・・・・・・・・・・・・・・・・・・・・・・・浅井　篤　98
9　ポートフォリオ勉強会・・・・・・・・・・・・・・・・・・・・・・・・・・・・・大西弘高　102

## 5. 当日記録
① 午前の全体討論の記録・・・・・・・・・・・・・・・・・・・・・・・・・・・・・・・・・106
② 午後　講演5の後の討論記録・・・・・・・・・・・・・・・・・・・・・・・・・・・・・・113

## 付録
## 第11回ジェネラリスト教育コンソーシアム「診療ガイドライン」依頼論文
1　診療ガイドラインとは何か 誰のため，何のためか？ どう向き合うか？・・・岡田　悟　133
2　診療ガイドラインの質評価（AGREE Ⅱによる評価）・・・・・・・・・・・・・矢吹　拓　139
3　診療ガイドラインにおける病気喧伝（Disease Mongering）と利益相反・・・宮崎　景　145
4　マルチモビディティ患者の診療と診療ガイドラインの使い方・・綱分信二・大塚亮平　151
5　高血圧の診療ガイドライン・・・・・・・・・・・・・・・・・・・島　直子・南郷栄秀　159
6　総合診療医による急性膵炎診療ガイドライン2015作成報告・・鵜飼友彦・四方　哲　167

**Index**・・・・・・・・・・・・・・・・・・・・・・・・・・・・・・・・・・・・・・・・175

# Contents

## Editorial

Hospital generalist physicians: from the chasm of fragmented specialized medical care to the leader in community-based integrated care ·················································· Hirotaka Onishi　v

## 1. Framework of the education of hospital generalist physicians

1　Competencies for hospital generalist ·················································· Seiji Yamashiro　2
2　Historical Overview of Discourse on Hospital-Based Generalists and our Agenda
　—Primary Care, Family Medicine, University General Medicine and Beyond ·················· Shunzo Koizumi　5

## 2. Places and direction of the education of hospital generalist physicians

1　Compatibility of teaching hospital generalists and family doctors in the large hospitals ·········· Kenichi Nakamura　10
2　The relationship between development of hospital generalist and special internal medicine ·········· Hiroyasu Ishimaru　14
3　The training of general physician at a big hospital and the development of rural medicine ·········· Kazuhisa Motomura　18
4　The development of hospital generalist in local small hospitals ····························· Atsushi Kawashima　20
5　The role of University and Medical Education on developing Hospitalists ···················· Hitomi Kataoka　24
6　The significance of homecare provided by hospitals and the role of hospital generalists ············ Yukio Tsugihashi　27
7　Hospital management and Hospital Generalists in mid-sized urban hospital ··················· Manabu Kamegai　31
8　Management of community hospital and the role of general physician ························ Takashi Yamada　35
9　Management of University Hospital and the Role of Hospital Generalists····················· Shuichi Yamashita　38

## 3. Wide range of functions of hospital generalist physicians

1　Diagnostic reasoning for the diagnostic challenging case during ambulatory medicine
　·································································· Takanori Uehara, Masatomi Ikusaka　44
2　Medical Collaboration in Secondary Medical Area ·································· Masanori Tei　47
3　Boundary region of psychiatry and hospital generalist ······························ Takao Kanai　50
4　Generalist role for Community-based integrated care systems ························· Takuma Kimura　54
5　Task of hospitalists in ward of integrated community care ··························· Taku Yabuki　58
6　Hospital generalist and end - of - life care ····································· Ryo Yamamoto　63
7　Training of Doctor in community and Role of Hospital Generalist ···················· Hiroaki Kawashiri　66
8　Family medicine units in a community hospital ····························· Yusuke Shigeshima　69

## 4. Education strategies for hospital generalist physicians

1　Practical learning in outpatient care ········································· Yasuharu Tokuda　74
2　Outpatient Case Conference ·············································· Tomio Suzuki　77
3　In-patient Case conference ··············································· Haruo Obara　81
4　Clinical ethics and interdisciplinary conference ································ Atsuya Kawaguchi　84
5　What is Interprofessional Education? ·········································· Ikuko Sakai　87
6　Values-based Practice Workshop ············································ Osamu Nomura　90
7　TeamSTEPPS® ······················································· Iwao Gohma　94
8　Cinemeducation ······················································· Atsushi Asai　98
9　Study session for portfolio ············································· Hirotaka Onishi　102

## 5. Records of the day of the 12th Japanese Consortium of Generalist Medicine Teachers
····························································································106

## Appendix
### Articles for the 11th Japanese Consortium of Generalist Medicine Teachers

1　What are clinical practice guidelines? For whom? For what?
　What skills are needed concerning CPGs for general practitioners education? ················ Satoru Okada　133
2　Quality Assessment for Clinical guidelines··································· Taku Yabuki　139
3　Disease mongering and conflict of interest: In the context of clinical practice guideline ··········· Kei Miyazaki　145
4　Care of Patients with Multimorbidity and the Application of Clinical Practice Guidelines
　··············································· Shinji Tsunawaki, Ryohei Otsuka　151
5　Clinical Practice Guidelines for Hypertension ······················· Naoko Shima, Eishu Nango　159
6　A Report on Developing Japanese Guidelines 2015 for the Management of Acute Pancreatitis :
　From the Viewpoint of Generalists··································· Tomoki Ukai, Satoru Shikata　167

## Index ·····························································································175

# ジェネラリスト教育コンソーシアム
## Japanese Consortium for General Medicine Teachers
## 設立趣意書

　私たちは，本研究会を，ジェネラリストを目指す人たちを育てる Teachers の会として設立しました．

　2010 年に日本プライマリ・ケア連合学会が設立され，ジェネラリストの養成が焦眉の急となっております．すでに家庭医療専門医および病院総合医の認定医・専門医制度は日本プライマリ・ケア連合学会で動き出しております．また旧日本総合診療医学会はその学会誌「総合診療医学」誌上で二度にわたり病院総合医の特集号を刊行しています．私たちは，これらの成果の上に立ち，ジェネラリストが押さえておくべきミニマム・エッセンシャルを議論するとともに，日々の実践に有用な診療指針を学ぶ場を，この研究会で提供しようと思います．

　繰り返し問われてきた分化と統合の課題への新たな挑戦として，わが国のジェネラルな診療への鋭い問題提起となり，医学・医療の発展の里程標として結実することが，この研究会の使命だと私たちは考えています．

　本研究会の要点は，下記のとおりです．

目的：
　「新・総合診療医学―家庭医療学編」および「病院総合診療医学編」（2 巻本として株式会社カイ書林より 2012 年 4 月刊行）の発刊を契機に，これからの家庭医・病院総合医の学びの場として，本研究会を設立する．

活動内容：
　本研究会は，Case based learning + Lecture を柱とする症例検討会およびプラティカルな教育実践報告の場である．

研究会のプロダクツ：
　提言，症例と教育レクチャー，依頼論文および教育実践報告（公募）を集積し吟味・編集したうえで，「ジェネラリスト教育コンソーシアム」として継続して出版する．

事務局：
　本研究会の事務局を，株式会社尾島医学教育研究所に置く．

2011 年 8 月

「ジェネラリスト教育コンソーシアム」 設立発起人
藤沼康樹（医療福祉生協連家庭医療学開発センター；CFMD）
徳田安春（地域医療機能推進機構 (JCHO) 本部顧問）
横林賢一（広島大学病院　総合内科・総合診療科）

# Editorial

# 病院総合医─専門分化する医療の隙間から，地域包括ケアの担い手へ

## Hospital generalist physicians: from the chasm of fragmented specialized medical care to the leader in community-based integrated care

大西　弘高

東京大学医学系研究科医学教育国際研究センター

International Research Center for Medical Education,
Graduate School of Medicine, The University of Tokyo

〒113-0033　東京都文京区本郷 7-3-1 医学部総合中央館 2 階
E-mail：onishi-hirotaka@umin.ac.jp

　病院総合医を取り巻く現状は，かなり混沌としている．必要性は高いと言われているものの，専門医制度の狭間にあることはその一因であろう．2018 年 4 月より日本病院会は独自に病院総合医の認証制度を開始，独立行政法人地域医療機能推進機構（Japan Community Health care Organization: JCHO）も育成に乗り出すと報道されている[1]．

　本稿では，病院総合医の位置づけの歴史的変遷と，現状分析および今後の展望について述べてみたい．

## 1．米英における病院総合医の位置づけ

### 1）米国

　現在，内科領域には 21 のサブスペシャリティが存在するが[2]，そのいずれかを目指す際には必ず 3 年間の総合内科（general internal medicine）での研修が必要となる[3]．総合内科をメインのキャリアに据え，臨床疫学やヘルスサービス領域の研究，医学教育などを中心にする医師は総合内科医（general internist）と呼ばれる．総合内科が勢いを増したのは，米国内科医会（American College of Physicians）の協力を得て，1978 年に The Society for Research and Education in Primary Care Internal Medicine が創設されたことがきっかけである[4]．この学会は 1988 年に Society of General Internal Medicine（SGIM）に改称され，現在も病院総合医に近い医師像を追求している印象がある．ただ，総合内科医のフェローシップは米国内科認定機構（American Board of Internal Medicine）の認定プログラムではなく，総合内科医の認定制度はない．なお，米国には家庭医の専門医制度もあり，その研修が数百床にも及ぶような病院で行われている例もあるため，そのような医師も病院総合医に近い働きをしている可能性がある．

元々，米国では開業医が外来患者を自分が契約している病院に入院させ，レジデントが直接患者を診て，開業医自身はアテンディング医師として携わるスタイルの診療が行われてきた．しかし，1996年にGoldmanとWachterによりホスピタリストに関する論文が出版され，ホスピタリストが急激に増え始めた．1990年代以降マネジドケアが拡がり，保険会社が診療の質やコスト低減に高い関心を抱いたことから，病院に常駐して内科系疾患を幅広く診ることができる総合内科医が必要になったとされる[5]．2006年に発表されたSociety of Hospital Medicine（SHM）によるコンピテンシーはわが国の病院総合医のコンピテンシーを考える上で大変参考になるだろう[6]．2014年には米国病院医療認定機構（American Board of Hospital Medicine）も創設された（2017年に初回の認定試験実施予定だったが，3月に延期がアナウンスされた[7]）．2016年にはSHMの会員数が1万5千人を超え，SGIMをはるかに凌ぐ規模となった．

### 2）英国

2005年に卒後医学教育研修認定機構（Postgraduate Medical Education and Training Board）が設立され，新たな2年間の初期研修制度（foundation program）が開始された．総合内科医を目指すには，その後内科のコアトレーニング（core medical training）を受けてMRCP（Membership of the Royal College of Physicians）を取得することで，3年間の総合内科トレーニングが開始できるようになる*．3年間のトレーニングを無事修了すると研修修了認定証（Certificate of Completion of Training）を取得できる．

一方，英国の総合医に関しては，1948年に創設された国営医療サービス（National Health Service）を基盤とした王立総合診療医学会（Royal College of General Practitioners: RCGP）が構築してきた総合診療医システムを抜きには語れない．1960年代には総合診療認定医（Membership of RCGP）の制度が発足したが，2007年には英国で総合診療医として診療するためには新しい認定試験に合格

しなければならない制度も導入されるに至った[8]．2年間の初期研修制度を終えた後，病院で18カ月，診療所で18カ月の計3年間研修を行って総合診療認定医の試験を受けることになる．ここでも病院診療の経験が必要であるため，病院総合医に近い働きをしている可能性がある．

### 3）米英の病院総合医に関するまとめ

病院総合医に最も近い医師像は，米国のホスピタリストかと思われる．その専門医プログラムも走り出したが，現在認定試験が行われる時点で一旦待ったがかかった状態である．その基盤として，病院を中心として働く総合内科医，診療所を中心に働く家庭医や総合診療医の研修制度は米英共に存在する．ただ，認定制度においては，米国はホスピタリストと家庭医，英国では総合内科と総合診療に大別される形である．

## ▌ 2．病院総合医に関連したわが国のシステム

上に倣い，病院総合医に関連したシステムという観点で，総合内科，プライマリ・ケア（primary care: PC），家庭医療，総合診療といった領域について俯瞰してみたい．

### 1）総合内科

1968年に日本内科学会による認定医・専門医制度が発足し，1973年に内科専門医の認定が開始されたことが大きな一歩であった．また，1985年には認定内科医の認定も開始され，1975年から存在した神経専門医に加え，1989～1995年にはほとんどの内科系サブスペシャリティ専門医制度が発足した[9]．ただ認定内科医に関しては，1982年以前の医学部卒業者については経過措置として試験を受けなくても認定医資格を与える，いわゆるgrandfather clauseが設けられた[10]．

日野原は内科の卒後教育について，「日本における内科の卒後専門教育は，長年卒業した大学の内科の各医局においてなされてきた．このような制度または慣例が適正ではないということは，内科

医自身が認めていたが，医学博士制度のメリットを受けようとする医師は，この慣習に従って，内科医となるよりも，医博の学位を得る手段として長年の医局生活をしてきたのである」と述べている．また，内科専門医の位置づけについては，「これは従来の医局で育った偏した内科医でなくて，内科全般についての知識と技術をもつ医師をいうのである」としている[11]．これを見る限りは，日本内科学会の内科専門医が総合内科のイメージで設計されたことが浮かび上がる．

## 2）PC および家庭医療

1978年は，WHO と UNICEF によるプライマリ・ヘルス・ケアに関するいわゆるアルマアタ宣言が出されたり，米国医学研究所（Institute of Medicine）による PC の定義が出されたりした記念の年である．日本 PC 学会が創設されたのも同年である．1980年代に入り，当時の厚生省が家庭医制度を導入しようと目論んだ．PC の概念の理解は広がったが，米国式の家庭医という名称や概念，英国式の人頭制などに反発が生じたのか，制度の導入は叶わなかった[12]．

ただこの流れは，1986年には日本家庭医療研究会が立ち上がることで受け継がれた面がある．また，日本 PC 学会も1993年から認定医制度を立ち上げ，専門医試験は2001年から開始された[13]．また，1972年に設立された自治医科大学が1984年に地域医療学部門を設置するなど，この領域における学問体系も徐々に構築されつつあった．1996年に北海道家庭医療センターが立ち上がるなどの動きもみられた．2004年に開始された医師臨床研修制度においては，PC の基本的な診療能力を修得することも謳われ，家庭医療，PC の概念は着実に広がっていった．

## 3）総合診療の展開と医学教育への波及

総合診療という名称は，1976年の天理よろづ相談所病院における総合診療教育部の設置が最初であった．また，1981年に川崎医科大学，1986年に佐賀医科大学に総合診療部門が設置されるなど，徐々に総合診療という名称が生まれていった[10]．

この流れは，1993年の日本総合診療研究会創設，1990年代の大学総合診療部門増加などにより急速に広がった．

この時代の「総合診療」はいわば同床異夢であり，川崎医科大学では家庭医療が目指されたし，天理よろづ相談所病院や佐賀医科大学では実体は総合内科に近い面があった．ただ，この時期の関係者たちは，米国で総合内科と家庭医療があまり良好な関係を築けていない点に着目し，日本では家庭医療，総合内科という名称を用いるよりも総合診療という用語で緩く連携した方がよいという意図も持っていた[14]．

その1つの表れは，日本医学教育学会に設けられた総合診療教育ワーキンググループであろう．ここでは総合診療を，①全人医療を含めた基本的臨床能力，②地域包括・家庭医療としての PC，③二次，三次医療を含めた統合型診療（総合内科），の3者すべてを包括したものとして定義した**（Box 1）**[15]．このような広い定義により，家庭医療，PC といった近い概念をも包含し，力を結集しようという意図が見える．

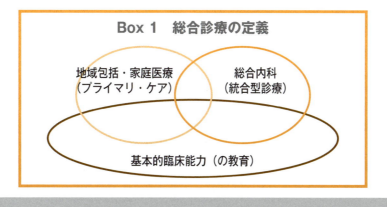

Box 1　総合診療の定義

この定義は，1990年代に大学総合診療部門が基本的臨床能力の教育においてプレゼンスを示したことも表しているだろう．EBM（evidence-based medicine），OSCE（objective structured clinical examination），基本的診察手技，医療面接・コミュニケーション技法教育や模擬患者，早期臨床体験実習，臨床倫理や患者医師関係，患者中心の医療といった領域は，家庭医療，総合診療の関係者が開発し，現在の医学教育において標準となっていった感がある．

ただ，このように間口が広がったことにより，病棟を持てば内科系各科と葛藤が生じ，教育においてはやはり2000年以降に急速に増えていった医学教育専任部署と葛藤が生じるという問題も散見された．その結果，大学総合診療部門は診療に関して外来のみの位置づけになったり，基本的臨床能力の教育を中心に担う部門になったり，その位置づけがより分断されていったのは皮肉なことであった．

### 4）専門医制度と医師需給バランスを巡る動き

現在に至るまで，わが国の専門医，認定医の制度は各学会によって独自の構築がなされてきたため，麻酔科以外は標榜制に影響せず，研修方式や認定方法などに関して学会間での統一性がない状況である．1981年に22学会が集まって学会認定医制協議会が発足され，厚生省による広告規制緩和に関する提案にも影響されて専門医，認定医制度の整備が進められてきた．2001年には名称が専門医認定制協議会へと変わり，専門医制度の整備に関する基本方針が設定された．これにより，2002年には条件を満たす学会が認定した専門医については，広告が可能となった[16]．この流れは，2002年の日本専門医認定制機構，2008年の日本専門医制評価・認定機構の設立を経て[17]，2014年に日本専門医機構へと受け継がれている．

日本PC学会，日本家庭医療学会，日本総合診療医学会の三学会は，2005年の世界一般医・家庭医学会（WONCA）アジア太平洋学術会議合同開催を通じ，合併への展望を持つに至った．2006年4月には三学会合同会議がスタートされ，三学会

が共通の専門医制度を作ることが社会にアピールされ始めた[18]．2004年に開始された医師臨床研修制度修了生が始めた年でもあり，2006年11月には「医学教育の改善充実に関する調査研究協力者会議第1次報告」において，卒後教育における地域医療を担う医師養成の在り方として，「新医師臨床研修後の研修における総合診療医の育成」が謳われた．また，2006年12月には規制改革・民間開放推進会議が「プライマリ・ケアを担う医師の知識・技能・資質の在り方についても，速やかに検討すべきである」という答申を出した．さらに，2007年4～5月には日本医師会生涯教育推進委員会による認定総合医，厚生労働省による標榜総合科など具体的な構想が出されるに至った[19]．結局，2010年4月に三学会は合併して日本PC連合学会となり，2011年3月には日本医学会加盟が認められて専門医制度構築への足掛かりを強くした．また，日本PC学会，日本家庭医療学会が行っていた専門医制度は家庭医療専門医制度へと一本化され[20]，現在も年間100人強という小規模ではあるが質の高い医師を育成できているのではないかと思われる．

一方，日本内科学会はこの動きに呼応してか，2007年2月に会告「『内科専門医』の医師像と適正な医師数について」を出し，内科専門医の位置づけは一般・総合内科における横断的能力，指導的立場，横断的総合的な研究者であること，人口5,000人あたり1人以上の内科専門医を配置することや研究・教育に従事する内科専門医がいることを想定して内科専門医の必要数を3万人と見積もる（会告が出た時点の数は13,685名）ことが述べられた[21]．この会告の内容は，渡辺の論文でも理論基盤が明確化されている[22]．ただその後も，総合内科専門医の大多数は臓器別専門領域の業務に従事している[23]，内科医が臓器別専門医に細分化されて総合医マインドに欠けるようになったと懸念されて久しい[24]，といった意見も出されている．また，小林は内科専門医の名称が総合内科専門医へと変更された一番の理由は，認定内科医と内科専門医の位置づけの違いを明確化することであるとしており，若干意見の違いが

見受けられる[25].

この日本内科学会の動きは，2025年問題が刻一刻と近づく中で，PC／家庭医療／総合診療の専門医制度整備だけでは地域医療に対処しきれないという懸念が政府や社会にも芽生え始め，わが国最大の学会として対応せざるを得なくなったと見ることが可能だろう．専門医機構による新しい内科専門医制度における内科専門研修カリキュラムを見ても，総合内科Ⅰ（一般），Ⅱ（高齢者），Ⅲ（腫瘍）といった領域にかなりのページ数が割かれている[26]．

## 3．わが国における病院総合医の展望

冒頭に述べた日本病院会やJCHOの動きは興味深い．日本病院会は国公立病院や日本赤十字社，済生会といった公的医療機関を多数含む組織であり，大病院が多い．また，JCHOも社会保険病院，厚生年金病院，船員保険病院を束ねた組織であり，病院規模は似ている．要するに，大病院において病院総合医へのニーズが高まっていると捉えることができる．ただ，日本病院会やJCHOが育てたいと考えている病院総合医は，これまでにPC／家庭医療／総合診療の関係者が議論してきた内容を鑑みると，病院規模からは米国のホスピタリストや日本内科学会の総合内科に近いと思われる．総合内科の教育システムは，現在日本PC連合学会の病院総合医プログラム認定試行事業がある程度だが，多くの病院で育成するとなれば指導医の数が不足しないかが気掛かりである．また，専門医制度の基本領域には病院総合医が含まれていないため，サブスペシャリティ（二階建ての二階部分）にどのように組み込まれるかなど，今後政治的な難局を迎える可能性もある．

一方，これからの医療における最大の課題は，世界でも未曾有の超高齢社会にどう向き合うかである．1940年代後半生まれのいわゆるベビーブーマー，団塊の世代がおしなべて75歳以上となるのが2025年であることから，様々な社会システムに軋みが生じると予測されている．**Box 2**には，死亡場所別に見た死亡者数の推移を示した．2015年の年間死亡者数129万人[27]は，2040年には167万人に増加すると推計されている[28]が，2010年代以降明らかに介護老人保健施設＋老人ホームでの死亡が増えるなどの変化がみられていることに気づかれるだろう．病床数は，2013年135万床であるものが，2025年には機能分化や連携によって115〜119万床になると予測されている．これらから，自宅や介護施設での死亡増加は

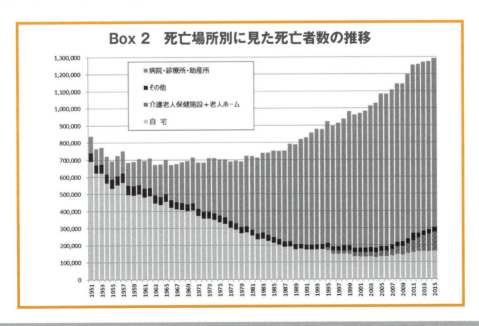

Box 2 死亡場所別に見た死亡者数の推移

必至であろう.

このような現状を乗り越えるために提言されている政策が「地域包括ケア」である. 2000年に介護保険制度が施行され, 社会的入院の減少, 病床の区分(急性か療養かなど)による医療費効率化などが図られた. また, 2005年以降, 地域包括支援センターの創設, ケア付き居住施設の充実等居住系サービスの充実, 新予防給付・介護予防事業の創設, 小規模多機能型居宅介護等の地域密着型サービスの創設, 食費・居住費の見直し, といった現在の地域包括ケアにつながる改革が行われた[29]. 病院に関しては, 在宅療養支援病院(在支病)が2008年より制度化され, 2010年以降数が増え, 2012年以降は強化型在支病や連携強化型在支病, 在宅療養後方支援病院などへと分化してきている. また, 2014年から始まった地域包括ケア病棟は, 在宅医療現場から緊急入院になった患者を急性期後, 回復期に在宅に戻すための療養やリハビリテーションを中心とした機能を果たすが, 患者や家族との意思決定も複雑であるし, 多職種連携のニーズも高いため, 病院総合医向けの職場と言える.

このように, 1990〜2000年台前半までは多くの病院総合医が「専門分化する医療の隙間的存在」と感じていたかもしれないが, 2010年代に入って地域包括ケアシステムの担い手としての病院総合医への期待が高まっている. 病院総合医にとって, PCや家庭医療への親和性が高ければ地域包括ケア寄り, 大病院や総合内科への親和性が高ければ制度整備が不十分な新たな病院総合医像の追求といったキャリアプランが考えやすそうである. 前者に関しては, これまでの日本PC連合学会の家庭医療専門医制度との間に大きなずれはなさそうである. 後者に関しては, 日本内科学会の総合内科専門医を経由する医師と, 日本PC連合学会の家庭医療専門医や日本専門医機構の総合診療専門医を経由する医師がいると思われる, これらの間で将来調整が必要になるかもしれない.

## 引用文献

1) メディウォッチ. 医療現場から「卒後6年以上の医師を対象に, 2018年度から「病院総合医」養成開始—日病」. 2017年7月24日 http://www.medwatch.jp/?p=14951

2) American Board of Internal Medicine. Becoming Certified: Exam Information. http://www.abim.org/certification/exam-information.aspx

3) 大西弘高, 錦織宏. シリーズ：総合内科専門医の育成のために. 内科専門医の国際比較：日本, 米国, 英国の状況. 日内会誌 97: 3088-3092, 2008

4) Society of General Internal Medicine. SGIM History. http://www.sgim.org/about-us/about/history-and-bylaws

5) 小泉俊三. 病院総合医(日本型ホスピタリスト)の現状と近未来像—実践を基盤とした総合内科医として. 日内会誌 100: 3687-3693, 2011.

6) 尾原晴雄, 徳田安春, Orlander JD. 米国における総合内科フェローシップ. 日内会誌 97: 1122-1129, 2008.

7) American Board of Physician Specialties. Hospital Medicine Certification Application. http://www.abpsus.org/hospital-medicine-application

8) 澤憲明, 田中啓広, 菅家智史, 武田仁, 鵜飼友彦, 若山隆, 葛西龍樹. 英国家庭医学会の新しい専門医教育・認定制度から見える日本の課題. 日本プライマリ・ケア連合学会誌, 34(4), 308-316, 2011

9) 渡辺毅. 新しい内科専門医制度の実施にあたって：新しい内科系専門医制度の概観—歴史的経緯を踏まえて. 日内会誌 104: 1152-1159, 2015

10) 福井次矢. 卒後における総合診療教育：内科専門医制度と総合診療教育. 医学教育 28(6): 417-420. 1997

11）日野原重明．卒後専門教育：1．内科卒後専門教育．医学教育 5(1): 37, 1974

12）小泉俊三．総合診療と医療人教育：医療変革のフロントランナーをいかに育てるか．日本プライマリ・ケア連合学会誌 33(4), 431-436, 2010.

13）前沢政次．日本プライマリ・ケア連合学会の発足にあたって．日本プライマリ・ケア連合学会誌 33(2), 88-89, 2010.

14）Lawrence RS, 福井次矢監訳．米国のプライマリケアの問題点．JIM 1(2): 194-198, 1991.

15）今中孝信，小泉俊三，青木誠ら．大学における卒前総合診療教育カリキュラム．医学教育 30(2): 65-70, 1999.

16）酒井紀．Ⅲ．社会の変化と内科学・内科診療，3．わが国の専門医制度：専門医広告緩和と学会の責任．日内会誌 91(12): 3432-3436, 2002.

17）池田康夫．日本の内科系専門医制度が進むべき道—総合医のあるべき姿も含めて—1.「専門医制度評価・認定機構」からの提言．日内会誌 99(9): 2184-2186, 2010

18）津田司．三学会は何故合併したのか，今後の目指すべき方向は？日本プライマリ・ケア連合学会誌 33(2), 96-100, 2010.

19）小泉俊三．医学教育の現状と展望．Ⅲ．専門医研修コースと専門医制度．3．総合診療分野の認定制度の検討状況．日内会誌 96: 2737-2743, 2007.

20）日本プライマリ・ケア連合学会．後期研修プログラム：日本プライマリ・ケア連合学会　家庭医療専門医制度．
http://www.primary-care.or.jp/resident/pg.html

21）日本内科学会会告.「内科専門医」の医師像と適正な医師数について．2007
https://www.jstage.jst.go.jp/article/naika/96/2/96_Announce2/_pdf

22）渡辺毅．内科専門医の役割．日内会誌 97: 205-211, 2008

23）石塚達夫．総合内科専門医とサブスペシャリティ．日内会誌 97: 1130-1134, 2008.

24）大成功一．専門医兼総合医—「内科」はどこへいくのか．日本プライマリ・ケア連合学会誌 33(2), 162-164, 2010.

25）小林祥泰．患者に求められる総合内科専門医．日内会誌 97: 1711-1716, 2008

26）内科専門医制度内科専門研修カリキュラム．
http://www.naika.or.jp/jsim_wp/wp-content/uploads/2017/02/all.Internal-medicine-specialist-training-curriculum-all-the-pages.pdf

27）厚生労働省．平成 27 年（2015）人口動態統計（確定数）の概況．
http://www.mhlw.go.jp/toukei/saikin/hw/jinkou/kakutei15/

28）内閣府．死亡数の年次推移．
http://www8.cao.go.jp/kisei-kaikaku/kaigi/meeting/2013/wg4/kenko/151224/item2-2-2.pdf

29）地域包括ケア研究会（厚生労働省平成 20 年度老人保健健康増進等事業）．地域包括ケア研究会報告書：今後の検討のための論点整理．

# 病院総合医教育の枠組み

1 病院総合医のコンピテンシー：3学会合併を超えて

2 「病院総合医」をめぐる言説の歴史的経緯と課題：プライマリ・ケア，
　家庭医構想，大学総合診療部の先に見えてきたこと

1.

# 1 病院総合医のコンピテンシー：3学会合併を超えて

## Competencies for hospital generalist

山城　清二
富山大学附属病院 総合診療部　教授

Seiji Yamashiro, MD, MS
Professor
Department of General Medicine
Toyama University Hospital

〒930-0194　富山市杉谷 2630　富山大学附属病院総合診療部
E-mail：yamashir@med.u-toyama.ac.jp

## 提言

● 習得すべき中核的能力（コア・コンピテンシー）と期待される医師像を明確にする．
● 卒後 10 年間は様々な診療現場を経験して，病院総合医として必要な能力を習得する．
● 将来の社会の変化に伴う社会的ニーズを認識して，地域医療の充実に貢献していく．

## 要旨

　総合診療の設立趣旨やプライマリ・ケア関連の3学会の合併理念を踏まえて，病院総合医の育成は診療の場にとらわれることなく，中核的能力（コア・コンピテンシー）を習得すべきである．その能力は，診療，病棟運営，他科や他職種との調整，医療の質改善，教育および研究の6項目で構成されている．期待される医師像では，病棟，一般外来および救急外来で独立して診療ができて，病棟や病院

運営や地域社会に貢献できる医師である．今後，超高齢社会を迎えるにあたり，地域包括ケアシステムの構築のために，病院総合医に役割はますます重要になるであろう．

## キーワード

中核的能力（コア・コンピテンシー），期待される医師像，地域医療への貢献

## 現状

　筆者は「general ができる医者」に憧れて，約30 年間の医師生活を送ってきた．1984 年佐賀医科大学を卒業し，沖縄県立中部病院で内科および救急の研修と診療，そして 1 年間石垣島の八重山病院で離島の地域医療を経験した．卒後 10 年目に国立大学で初めに総合診療部を立ち上げた福井

次也氏に誘われて母校へ移った．米国帰りの福井氏から魅力的な総合内科診療，臨床疫学などの指導を受けた．しかし，総合診療部の役割について充分に理解でなかったので，カナダと米国へ留学した．トロント総合病院で総合内科（General internal medicine：GIM）と根拠に基づく医療（Evidence based medicine：EBM）を学び，ハーバード公衆衛生大学院で臨床疫学を修得した．帰国後，EBM や臨床疫学の教育にも携わったが，当時大学医学部では医学教育の重要性が活発に議論されて，チュートリアル教育（Problem based learning：PBL）や客観的臨床能力試験（Objective structured clinical examination：OSCE）の導入を検討されていた．医学教育に造詣の深い2代目教授の小泉俊三氏から PBL や OSCE の研究を指示され，ハワイ大学での短期研修に参加し，PBL と OSCE を導入した．その頃，総合診療部には地域医療の現場から医師の派遣依頼が多くなり，近隣の中小病院や診療所ばかりでなく，北海道の僻地病院や福岡県の離島診療所へ中堅医師を派遣した．当時，大学総合診療部へ集まる若手は地域医療に興味を持っている者が多く，地域医療／家庭医療（Family medicine: FM）へ進むための研修も必要となっていた．従って，学会活動は総合診療医学会が中心であったが，家庭医療医学会およびプライマリ・ケア学会にも参加していた．この3学会は 2010 年に合併し，日本プライマリ・ケア連合学会となった．筆者は 2004 年に総合診療部を立ち上げるために富山大学へ赴任した．新設の総合診療部を運営するにあたり，GIM と地域医療／FM，そして医学教育を基本として診療と教育を推し進めることにした．現在，理想の姿には遠くまだ道半ばであるが，総合診療の使命と理念に向かって，大学での診療とともに常に地域医療への貢献を意識して活動している．

さて，1993 年に総合診療部が中心となって発足した総合診療研究会は 2000 年に日本総合診療医学会となった．筆者は当時の事務局長として 2005 年に「総合診療の core value と活躍の場」の編集し，総合診療の3つの輪（GIM，地域医療／FM，医学教育）を制定した[1]．また，2008 年には

「病院総合医をこうして育てる」の特集を企画し，学会誌に病院総合診療後期研修プログラム（第1版）を発表した[2]．さらに 2010 年に3学会の合併当時に議論された病院総合医のコンピテンシーと期待される医師像についてまとめた[3]．病院総合医コンピテンシーの作成は，その後学会認定制度検討委員会に引き継ぎ 2010 年1月に下記のように策定された．

● **習得すべき中核的能力（コア・コンピテンシー）**
　（1）内科を中心とした幅広い初期診療能力
　　　　（1次2次救急を含む）
　（2）病棟を管理運営する能力
　（3）他科やコメディカルとの関係を調整する
　　　　能力
　（4）病院医療の質を改善する能力
　（5）診療の現場において初期・後期研修医を
　　　　教育する能力
　（6）診療に根ざした研究に携わる能力

● **研修修了後に期待される医師像**
　（1）内科系の急性期病棟で診療を行うとともに
　　　　病棟を管理運営ができる．
　（2）病院の一般（総合）外来および救急外来で
　　　　独立して診療ができる．
　（3）病院の運営や管理に貢献することができる．
　（4）総合診療領域の教育や研究を通じて地域
　　　　社会に貢献できる．

　当時想定されたキャリアパスは，初期研修修了後，家庭医療・プライマリケアコースの修了者であったが，その後内科研修修了者も考慮された．


　3学会合併後に下記のようなセミナーや WS 等を企画した．最近では，総合診療部門の立ち上げ，維持・発展という運営面での課題を議論している．
・2012 年病院総合医セミナー「病院総合医として期待される医師像」in 京都[4]
・2013 年学会シンポジウム「小病院での病院総合医の役割を考える」[5]
・2013 年学会シンポジウム「病院総合医は地域医療をどう支えるか」[6]
・2014 年病院総合医セミナー in 東京「病院総合医の指導力と研究力を高める」[7]

・2015年学会WS「病院における総合診療科の立ち上げとその維持・発展について」[8]

病院総合医のコンピテンシーは主に大病院や大学病院の総合内科や総合診療科での診療・教育・研究・運営を念頭に置いているが，地域の中小病院でもその能力や理念は求められる．

最後に，筆者が病院総合医教育はプライマリ・ケアを基盤にして実践すべきであると思う理由を述べる．
① 1996年の総合診療研究会設立時の趣旨：福井氏は趣旨の一つに，米国のプライマリ・ケアは主にFMとGIMに分化したが，単に診療の場が異なるために診療範囲に違いが生じたが，中心となるコンセプトや診療の基本理念は同じあるので，本邦では無駄な二分化をせずに一堂に会した研究会を立ち上げると述べている[9]．
②コンピテンシー作成の病院総合医WGは基本的な理念を，「ジェネラリストを目指す医師は，卒後10年間はすべてが勉強であり，様々な臨床の場で積極的に研修をするという気概を持つ」とした[3]．
③筆者が大学での総合診療に携わって約20年，総合診療部へ入局して来る多くの医師が地域医療志向を持っていること．総合内科を通して臓器専門科へ進む者はほとんどいなかった．従って，大学病院では地域の病院と連携して病院総合医の研修ができる体制が求められている．
④今後の超高齢社会では地域包括ケアシステムの構築が求められており，特に高齢者診療において大病院や大学病院はスムーズな入退院ができるよう地域医療機関との連携が重要である．総合医教育では，現在そして将来の社会変化のニーズにも応えないといけない．

## 病院総合医の教育への提言

6つのコンピテンシーの中で最も重要であるのは，（1）（2）（3）の診療と調整能力である．一般外来，救急外来および病棟での診療能力と他専門科および他職種との調整およびコミュニケーション能力である．一般外来では臨床推論の質を上げること，救急外来では救急医と連携して診療にあたること，病棟診療では患者の主治医機能を発揮し他科へのコンサルテーションを有効に実施すること等が重要である．そして，総合診療の教育・研究・運営に地道に取り組むことが総合診療の発展に繋がり，地域医療の充実への貢献となる．

参考文献

1）山城清二．総合診療のcore valueと活躍の場．総合診療医学．2005; 10 (1):5-8.
2）山城清二．病院総合医を目指す人のために．総合診療医学．2008; 13 (2):109-116.
3）山城清二．病院総合医WGからの報告．日本プライマリ・ケア連合学会誌．2010; 33 (3):278-281.
4）山城清二．病院総合医セミナーの意義と課題．日本プライマリ・ケア連合学会誌．2012 ;35 (2) :130.
5）山城清二．小病院での病院総合医の役割を考える．日本プライマリ・ケア連合学会誌．2012; 35 (4): 319-321.
6）山城清二．病院総合医は地域医療をどう支えるか．日本プライマリ・ケア連合学会誌．2013; 36(3):208-209.
7）山城清二．病院総合医セミナー in 東京を終えて．日本プライマリ・ケア連合学会誌．2014; 37(2):152-153.
8）山城清二．病院における総合診療科の立ち上げとその維持．日本プライマリ・ケア連合学会誌．2015; 38 (4): 412-416.
9）福井次也．総合診療研究会設立趣旨説明．総合診療研究会会誌．1996; 1(1): 2-3.

# 2 「病院総合医」をめぐる言説の歴史的経緯と課題：プライマリ・ケア，家庭医構想，大学総合診療部の先に見えてきたこと

## Historical overview of discourse on hospital-based generalists and our agenda —Primary care, family medicine, university general medicine and beyond

小泉　俊三
佐賀大学名誉教授

Shunzo Koizumi, M.D. , F.A.C.S.
Shichijo Clinic (Kyoto)

〒600-8845　京都市下京区朱雀北ノ口町29　東光会 七条診療所
E-mail：koizums@gmail.com

## ▌提言

**提言その1：**
さまざまの「診療の場」における「病院総合医」の役割に応じて，求められる臨床能力を再定義する．

**提言その2：**
地域密着型中小病院の「病院総合医」を，地域包括ケアの担い手として，外来診療・在宅医療を担う「家庭医」と一体的に，地域の総合医「地域総合医」として再定義する．

**提言その3：**
大（学）病院のなかでの診療に軸足を置く「病院総合医」を，複雑患者をケアする「総合内科」あるいは実際の役割に応じて横断的中央部門の医師と位置付ける．

## ▌要旨

医療の主な担い手である医師の役割やそのあり方には，医学の進歩だけでなくそれぞれの時代と社会を反映した長い歴史がある．筆者は，これまで，わが国の病院総合医のあるべき姿に関して，医師の「診療姿勢」と「診療の場」との2つのキーワードを軸に議論の流れを整理することを提案してきた．「診療姿勢」に関しては，臓器別の診療スキルに重点を置く“臓器別専門医”と幅広い健康問題に対応して心理社会的側面も含めて患者・家族の相談相手ともなることに専門性を見出す“総合診療医”との2つの理念型を示し，「診療の場」については，大（学）病院，中小病院，診療所など多様な環境によって求められる臨床能力（コンピテンシー）

にもそれぞれで違いがあることを指摘してきた．本稿では，まず，プライマリ・ケアに関する海外の動向を略述し，わが国における 1970 年代以降のプライマリ・ケア受容と「病院総合医」に関する議論の経緯を辿った．次いで，わが国の「病院総合医」に求められる具体的な臨床能力を「診療の場」毎に明確にすべきことに加えて，「地域包括ケア」の時代に相応しい"地域の総合医"「地域総合医」としての役割に力点を置く「病院総合医」のあり方についても言及した．

## キーワード

プライマリ・ケア，病院総合医，総合診療，歴史，地域包括ケア

## 歴史的経緯

諸外国のプライマリ・ケアの歴史を俯瞰するには，代表的な英国の GP (General Practitioner) 制度とその推進母体である NHS (National Health Service)，更には 19 世紀末以降の英国の公衆衛生政策の推移について詳述すべきであるが，本稿は，わが国における「病院総合医」の登場について論じることが目的なので，このことに関連する米国での動きについて触れるに留めたい．

### その 1：米国の家庭医療 (Family Medicine) と総合内科 (General Internal Medicine)

米国医学の礎は William Osler 卿が創始した内科レジデント制度，自然科学重視の Flexner 報告 (1910) に基づく医科大学再編，米国外科学会 (ACS;1913 設立)，米国内科学会 (ACP;1915 設立) に代表される学術団体などによって築かれたが，1960 年代に入ると医学知識の急速な増大と卒業生の専門医志向，病院中心の医療と地域医療の衰退などが医学教育上の課題として指摘されるようになった (Millis 委員会報告[1];1966)．同時期，一般医の諸団体による医療界や行政への働き掛けもあり，1969 年，「家庭医」が 20 番目の専門医

として公認され，1971 年には American Academy of General Practice が一挙に American Academy of Family Physicians に衣替えした．本書の Editorial でも触れられているように，この時，ACP は "内科医は専門医" との立場からこの動きに参加しなかったが，1978 年になって若手グループが Society for Research and Education in Primary Care Internal Medicine (SREPCIM) を結成，1987 年，Society of General Internal Medicine (SGIM) として独立し，SGIM を母体に Hospitalist が生まれた National Association of Inpatient Physicians (NAIP); 1998, Society of Hospital Medicine (SHM); 2003．現在，米国の医科大学ではほとんど全ての内科学講座に総合内科部門 (Division of General Internal Medicine) が設置されている．

### その 2：アルマ・アタ (Alma Ata) 宣言

1978 年，H. Mahler WHO 事務総長のリーダーシップにより，旧ソビエト連邦アルマ・アタ (現在はカザフスタン共和国アルマトイ) で開催された第 1 回プライマリ・ヘルス・ケアに関する国際会議で，"すべての人々に健康を (Health For All)" の標語で有名なアルマ・アタ宣言が採択された．10 カ条からなる宣言文は，すべての国の政府，保健・開発従事者，世界の市民社会に対して，世界中のすべての人々の健康を守り促進するため，健康増進，予防，治療，社会復帰の全てにおいて至急のアクションが必要であることを強調している[2]．その理想主義は大きなインパクトを与えたが，個別政策については各国の努力に委ねられた．

### その 3：わが国のプライマリ・ケア―黎明期

当時，戦後高度成長期にあったわが国では国民皆保険制度とともに医療へのアクセスが大幅に向上した．その一方で「3 時間待って 3 分間診療」との比喩に象徴される多忙な診療現場と臓器別診療の行き過ぎを憂える声が聞かれ始め，上記の Millis 報告やアルマ・アタ宣言をきっかけに，あるべきプライマリ・ケアの姿を実現するための活発な啓発活動が展開され，1980 年，「臨床研修

「指導医海外派遣制度」が始まり，次世代の指導者が米国のプライマリ・ケアを体験する機会となった．先日，105歳で逝去された日野原重明氏は，この時期，武見太郎日本医師会長やその他の医療界のリーダーたちとともにプライマリ・ケアの推進に大きな役割を果たされた[3], [4]．また，戦後間もなくから長野県佐久地区で独自の農村医学を実践しておられた若月俊一氏は，八千穂村での住民健診をわが国での先駆的実践例として紹介された．慧眼の同氏は，プライマリ・ヘルス・ケアには先進国型と発展途上国型があることを早くから指摘され，わが国においては，地域の実情に応じて双方を推進すべきことを提案されている[5]．

### その4：わが国のプライマリ・ケア―家庭医構想，大学病院総合診療部設置から関連3学会合同(2010)へ

　この時期におけるわが国プライマリ・ケアの事情については，「総合診療」誌2017年1月号に詳しいので，当事者の回顧談を含め，同誌を参照されたい[6]．家庭医構想は，日本型開業医制度に対する官僚統制をもたらすのではないかとの疑心暗鬼により頓挫したが，その後，大学病院に総合診療部を設置する動きが急速に進んだ．「総合診療研究会」（のちの「日本総合診療医学会」）の設立準備に当たっては，米国の経緯を"ボタンの掛け違い"とし，私たちは"前車の轍は踏まない"との考えで一致していた．こうした議論を経て，2010年，プライマリ・ケア学会，家庭医療学会，総合診療医学会の3学会が合同してプライマリ・ケア連合学会が発足したが，「病院総合医」については，「診療姿勢」（或いは核となる価値観；Core Value)を共有していても「診療の場」によって規定される臨床能力（コンピテンシー）には病院勤務医特有の内容があることから，新学会でも「病院総合医委員会」としての活動が続いている．

### ▌提言

　2000年に施行された介護保険制度の定着とともに，少子高齢社会を支える地域医療システム

として，「地域包括ケア」の具体像が示されるようになってきた．地域コミュニティの変容とともに独居高齢者が増える一方，サービス付き高齢者住宅など，"居宅"の態様も多様化し，従来の"家族"イメージとは乖離した現状がある．一方，認知症，フレイル高齢者，老々介護など新たな課題が山積する中で，わが国に特徴的な地域密着型の中小病院は積極的にこれらの課題に取り組みはじめている．このような中小病院に勤務する"内科"系の医師は，日本型「病院総合医」の一つの典型といえよう．

　ところで"総合診療"と"総合内科"の異同が話題となることがある．国民の間にも定着している"内科"との呼称は19世紀後半ドイツ語圏で用いられた innere Medizin に由来し，身体内部(臓器)の病態探求に基盤を置く医学を意味する．一方，"総合診療"との表現には，身体の変調としての疾患だけでなく生活者としての患者と向き合うことが含意されている．米国のように内科の一部門と位置付けて入院患者を含めた診療を重視すれば「総合内科」，内科とは独立した地域志向の診療科と位置付ければ「総合診療科」との呼称になろう．また，大病院の「病院総合医」が院内横断部門を担う場合も増えつつある．

　私自身，以前，「診療姿勢」と「診療の場」の2軸で総合医の概念を整理することを提唱したが[7]，振り返ってみると，「診療姿勢」との表現には全ての医師に求められる基本的価値観(医療プロフェッショナリズム)のニュアンスが強く，今後の課題として，それぞれの「診療の場」で総合医に求められる臨床能力(コンピテンシー)を具体的な知識とスキルの体系としても示す必要がある．特に，"地域を診る医師"の観点からは，"病院か，診療所か"，の議論を超えて，「地域包括ケア」を担える"地域の総合医"として，「病院総合医」と「家庭医」とを一体的に再定義することが求められる（この点に関して，安房地域医療センターの西野洋医師が「地域総合医」との名称を提唱しておられたことを記憶している）．

**参考文献**

1）ミリス委員会報告(原文)

　　https://www.aafpfoundation.org/content/
　　dam/foundation/documents/who-we-are/
　　cfhm/classicsfamilymedicine/
　　GraduateEducationofPhysicians.pdf

2）アルマ・アタ宣言(原文と対訳)

　　http://gwweb.jica.go.jp/km/FSubject0201.ns
　　f/8f7bda8fea534ade49256b92001e9387/11a8e
　　ae10f9f8af849256ddc000a1213?OpenDocument

3）日野原重明. プライマリ・ケア入門. 金原出版
　　1979

4）日野原重明, 紀伊國献三（共訳）. ジョン・
　　フライ：プライマリ・ケアとは何か—医療への
　　新しいアプローチ. 医学書院　1981

5）若月俊一. Primary Care とわが農村医学
　　日本農村医学会雑誌　1978：27（2）103-111

6）松村真司(企画). 特集：総合診療の"夜明け"
　　—キーマンが語り尽くした「来し方, 行く末」.
　　総合診療. 2017；27（1）：20-78.

7）小泉俊三. 病院総合医（日本型ホスピタリ
　　スト）の現状と近未来像—実践を基盤とした
　　総合内科医として. 日本内科学会雑誌.
　　2011；100（12）：3687-3693.

＊ミリス委員会報告：日本語訳はカイ書林ホーム
　　ページに掲載されています.
　　http://kai-shorin.co.jp/MILLiS.pdf

# 病院総合医教育の場と方向性

1　大病院における病院総合医育成と家庭医育成の両立

2　大病院における病院総合医育成と専門内科の関係性

3　大病院における病院総合医育成と離島医療

4　地方小病院における病院総合医育成

5　病院総合医と大学の総合診療・医学教育の役割

6　病院が提供する在宅医療の意義と病院総合医

7　都市部中規模病院における病院経営と病院総合医

8　都市部小病院における病院経営と病院総合医

9　大学病院の経営と病院総合診療医

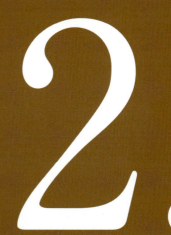

# 1　大病院における病院総合医育成と家庭医育成の両立

## Compatibility of teaching hospital generalists and family doctors in the large hospitals

中村　権一
飯塚病院　総合診療科

Kenichi Nakamura, MD
Iizuka hospital

〒 820-8505　福岡県飯塚市芳雄町 3 − 83
TEL 0948-22-3800　FAX 0948-29-8975
E-mail：knakamura1@aih-net.com

## ▌提言

● 地方の医療のニーズに合わせ，地方の大病院では病院総合医と家庭医の育成が必要である．
● 総合診療科初診外来は家庭医教育の場として効果的である．
● 病院内での多職種による集学的チームのリーダーとなり率先して活動する．

## ▌要旨

　大病院の病院総合医の最も主な役割はマネージメントのプロとして内科系急性期疾患を適切に診断管理し，患者の病態を安定させ元の環境に戻すことであるが，初期・後期研修医や医学生の教育，チーム医療でのリーダーシップも重要である．地域のニーズに合う医療を提供するためは慢性疾患管理，在宅医療，終末期医療を担う家庭医の養成が必要であり当院では家庭医療グループがあり総合診療科がその教育の一部を担っている．

　また，院内で総合診療科が発展するためには多職種による集学的チームケアへの参画とリサーとマインドをもつ医師の養成が重要である．

## ▌キーワード

リーダーシップ（leadership），リサーチマインド（research mind），家庭医（family medicine）

## ▌現状

　1996 年，総合診療科が設置され 21 年目を迎えた．数名の内科医師が教育グループとして初期研修医教育のみに従事していたが，総合診療科設置後は後期研修医への教育を充実させ，総合診療専門医の養成，新たな成長戦略として平成 20 年度より飯塚・頴田家庭医医療プログラムにも参加し家庭医を育成している．また，「全国から若手医師が集う教育病院」を目指すために平成 21 年 4 月，

ピッツバーグ大学メディカルセンター家庭医学科と研修教育契約を結び指導経験豊富な医師が毎年来院し，当院研修医への直接指導やカンファランスへ参加している．現在，後期研修医は32名と日本有数の総合診療科の一つとなった．

## 飯塚病院総合診療科での病院総合医育成

　中〜大規模総合病院で活躍できる病院総合医を育成することが目標である．

　現在，総合診療科スタッフ15名，病院総合医コース18名，家庭医療コース10名，消化器内視鏡コース4名の計32名の後期研修医が在籍している．

　入院患者を担当する屋根瓦式のチーム（1チーム5名）が4〜5チームあり，各チームが20〜25名の患者を担当する．2016年1月から12月までの入院患者は延べ2328名（**Box 1**），常時140〜150名と2013年度が100〜120名より年々増加している．入院患者の多くは救急外来からの入院例が最も多く複数のプロブレムを持ち全身管理を必要とする症例が多い．その他，他院からの転院，総合診療科外来からの入院も増えている．

| Box 1　入院疾患（2016年） | | |
|---|---|---|
| | 病名 | 件数 |
| 1 | 尿路感染症 | 224 |
| 2 | 本態性高血圧症 | 142 |
| 3 | 誤嚥性肺炎 | 139 |
| 4 | インスリン非依存型糖尿病 | 124 |
| 5 | 慢性腎不全（非透析状態） | 117 |
| 6 | 索状物，癒着性イレウス・腸閉塞 | 100 |
| 7 | 敗血症性ショック | 89 |
| 8 | 腎盂腎炎 | 84 |
| 9 | 慢性心不全 | 82 |
| 10 | 心房細動 | 51 |
| 11 | アルコール依存，神経症 | 50 |
| 12 | 腎障害，詳細不明 | 49 |
| 13 | 詳細不明の認知症 | 44 |
| 14 | アルツハイマー病の認知症，詳細不明 | 43 |
| 15 | 急性膵炎 | 42 |
| 16 | 発熱 | 39 |
| 17 | 低ナトリウム血症 | 38 |
| 18 | 肺炎，病原体不明，詳細不明 | 37 |
| 19 | 腎障害，詳細不明 | 33 |
| 20 | 蜂窩織炎 | 30 |

2016年1月〜12月
入院患者延べ数 2328名

## 外来研修

　初期には後期研修医は午前中のみ外来診療を行い午後は病棟診療に戻るため指導医からのフィードバックが十分できなかった．下腹部痛で受診した黄色ブドウ球菌による急性感染性心内膜炎，上腹部と背部痛で受診した胸椎硬膜外膿瘍の2症例の診断が遅れたことを反省し，2015年4月より約7週間，病棟業務から離れ8時30分から16時30分まで外来教育に集中できるようにした．外来初診患者は年間延べ3972人であり，総合診療科外来では多岐にわたる主訴を持つ患者や総合診療科への紹介患者を約20〜25名を後期研修医2,3名とスタッフ医師で担当する．後期研修医が約7週間の外来研修で担当する患者は130〜190名である．比較的稀な疾患を経験することも多く

Harrison や Up-to-date, MKSAP などを利用し日々新しい知識を身につけるようにしている．

　外来には常時，総合診療科スタッフがおり診断・治療についてフィードバックを受けながら必要な最新の知識を身につけることができる．

　外来研修終了後，希望すれば週1回の継続外来を担当することも可能である．

　小児科からのてんかんや脳性麻痺などのトランジッション例を総合診療科でも受け入れるようにしており小児科医師と連携しながら現在約20名を担当している．

　救急医の負担を軽減するために一部の総合診療科後期研修医は夜間，救急車で搬送された患者の初期診療を担当するようになり救急医療へ協力している．

## 重症治療チーム

　昇圧剤，鎮静・鎮静剤，人工呼吸器，中心静脈カテーテル，動脈ライン挿入を要する重症患者のみを担当するチーム（1チーム7名：スタッフ2名，後期研修医3〜4名）では常時5〜10名を担当し，約3ヶ月間で約50名の治療にあたり手技を集中的に学ぶことができる．担当する主な疾患は敗血症性ショック，重症呼吸不全/ARDS，重症膵炎である．重症チーム研修は希望者のみであり，ナイトシフト制を導入し，夜間・休日はオンコール体制により完全な休みをとることができる．

## 総合診療科・消化器内視鏡コース

　内視鏡のできる消化器系に強い病院総合医のためのコースであり，3年間で総合診療科と消化器内科をローテートする．2017年度は4名の後期研修医が研修中である．初年度は救急部の研修が必須であり，本プログラムを3年間修了した場合の一人当たりの平均経験症例数は上部消化管内視鏡が1500〜2000例，下部消化管内視鏡は800〜1000例，内視鏡治療150〜200例程度が目安である．

## 飯塚病院での家庭医育成

　飯塚病院と提携した頴田病院での家庭医プログラムはかかりつけ医として頻度の高い症候・疾患への初期診療と地域医療を実践できるようになるためのプログラムであり飯塚病院総合診療科（病棟チーム），小児科，産婦人科，緩和ケア，皮膚科での研修を行うが総合診療科外来研修，重症チーム，各専門内科，漢方診療科，耳鼻咽喉科，リハビリテーション科を選択することも可能である．飯塚病院初診外来には頻度の少ない疾患や重症患者の紹介も多く頴田病院外来では経験できない症例を多数経験することができ，指導医から密なフィードバックがすぐに行われるため非常に好評である．初期研修を他施設で終了した医師は最低12週間の救急部ローテーションも必修としている．

## 多職種による集学的チームケアへの参画

　病院総合医育成のためのカリキュラムとして医療安全，病院感染対策，栄養サポートチーム，緩和ケア，医療の質管理など横断的中央部門に属する管理的な業務も強調されている．また，米国のHospitalistが身につけておくべき医学知識以外の能力としてコミュニケーション，プロフェッショナリズムと医療倫理，多職種チームケア，チームアプローチなどもあげられている[1,2]．

## 臨床研究への参加

　これまで当院は，豊富な症例を経験でき指導医からの適切な教育を受けることができるということが当院の強みであったが，臨床研究については十分でなかった．2017年4月より臨床研究支援室が院内に設置され，総合診療科，家庭医も参加し研究テーマに関するミーティングが始まっている．リサーチマインドを持つ総合診療医，家庭医が今後増え質の高い臨床研究や論文作成が総合診療科から発信されることを期待している．

## 病院総合診療医の教育への提言

　2018年度より総合内科専門医が19番目の専門医として確立されようとしている．介護を要し複数の疾患を持つ高齢患者が増え，入院の早期からリハビリテーション科やソーシャルワーカーなど多職種と協力したケアが必要になっており病院総合診療医の重要性は非常に高まっている．退院後早期に再入院することがないように，地域の病院，クリニック，在宅センターとの密な連携が必要であり急性期から慢性期，そして在宅緩和までの最適な医療を提供する上で適切な訓練を受けた家庭医を育成していくことは地域医療全体として非常に重要である．

　「日本の総合診療を創り動かしていく」というビジョンのもと，大病院で働く病院総合診療医と地域医療を担う優秀な家庭医を育てていくのが

当院総合診療科の使命と考えている．他の診療科
医師や開業医から紹介されたときに頼りにされ，
関係する専門医が複数になった場合，各専門医
からの意見を吟味し選択できる高い臨床能力を
身に着けるよう日々努力することが望まれる．


参考文献

1）Dressler DD. Pistoria MJ. Budnitz TL et al.
Core competencies in Hospital medicine:
development and methodology. J Hosp Med.
2006; 1: 48-56.
2）藤谷茂樹．ホスピタリストに必要な能力総論．
Hospitalists. 2013; Vol 1(1): 39-55
3）大島民旗．大都市での総合診療医をどう育て
るか．省察：大都市の総合診療 ジェネラリ
スト教育コンソーシアム 2015; Vol.8: 179-184.

# 2 大病院における病院総合医育成と 専門内科の関係性

## The relationship between development of hospital generalist and special internal medicine

石丸　裕康
天理よろづ相談所病院総合診療教育部

Hiroyasu Ishimaru MD
Department of General Medicine and Education

〒632-8552 奈良県天理市三島町200
E-mail：hiroyasuishimaru@gmail.com

## 提言

● 専門内科ローテーションによる知識・技術の修得に加え，価値観の共有など共通基盤が形成されることが円滑な協働につながる点に注目するべきである．
● 病院総合医の能力修得にどのようなバランスで専門内科ローテーションと病院総合診療研修を組み合わせるか，その教育内容をどうすべきかはさらに検討を重ねる必要がある．

## 要旨

　病院総合医の果たすべき役割とその能力を，専門内科医との関係性で考察した場合，①疾患管理能力と，②ケア調整能力の大きく分けて2種類の能力の獲得が重要と考えられる．その能力の獲得には，大病院においては専門内科ローテーション研修と，病院総合診療部門での研修の組み合わせでの研修が行われる場合が多い．
　専門内科での研修により，各診療科のコアな

知識・技術に加え，価値観・文化などが共有されることで，深いレベルでのケア調整を行ううえでの基盤となる．
　総合診療部門の研修では，複雑なケースでの統合的ケアを実践する症例が多いが，こうした事例を積極的な教育機会と捉えることが重要である．
　両者の研修を意識して行うことが重要であるが，前者は効率的ではあるものの，over educationなどの問題があり，その教育内容，期間については検討が必要である．また後者では，ケア調整能力についての意識的な教育が問題となる．

## キーワード

専門内科，ローテーション研修，ケア調整能力

　本稿では，専門内科の林立する比較的規模の大きな病院での病院総合医の養成について，専門内科との関係性の観点よりその現状と，今後に向けた提言を論ずる．

## 現状

### 1. 病院総合医に必要な能力とは？専門内科との関連の視点から

本書の他稿でも触れられているように，病院総合医の仕事はその規模や地域などのコンテクストにより大きく変わる．特に内科の診療体制は病院総合医の診療内容・教育に大きく影響する．一般的に大規模病院では，多くの臓器別専門内科が独立部門として並立し，病院総合診療部門もその一部門として機能しているところが多いであろうが，各科のマンパワーの大小により診療体制も変わるため，その能力を各論として厳密に定義するのはかなり難しいことといえる．ただ現状の病院総合医の診療領域を俯瞰した場合，以下の3領域の患者群を主に診療していることは概して共通しているであろう．

> Ⅰ群：一般的内科疾患（内科医であれば診療できるとされる疾患群）
> Ⅱ群：当該専門内科医が不在ないし数が少ないため病院総合医が診療する領域
> Ⅲ群：マルチプロブレムなど複雑性の高い事例の診療

大規模病院であるほど，専門内科のマンパワー充足があるため，病院総合医の診療内容はⅠ群・Ⅲ群の患者の比重が高くなり，小〜中規模病院ではⅡ群の比重が高くなる傾向があると大まかにはいえる．

病院総合医の育成においては，トレーニング修了時にこうした患者群を適切に管理できる能力を習得することが目標となることは確かである．そこで必要とされる能力のうち，専門内科との関係性では大きく以下の2つの能力が要求される．

#### a. 疾患管理能力

ある疾患を独力，あるいは適切なスーパーバイズのもとに管理しうる能力と定義しうる．特定の疾患（たとえばうっ血性心不全，脳梗塞等）の診断・治療に必要な能力というものである．

病院総合医の臨床スキルはもちろん内科に限定されるものではないが，その中核が内科領域の知識・技術であることは異論がないであろう．この能力をそれぞれの専門内科の領域毎に高めることにより，効率的な診療が可能となり，専門内科医が本来の仕事に従事できるというメリットがある．たとえばホスピタリストモデルとは，こうした能力をあらゆる内科領域で高め，内科オールラウンダーとなることで，専門内科医が，特殊な手技とコンサルタントの役割に集中できる，という効率的システムの構築をそのひとつの目的としている[1]．

#### b. ケア調整能力

病院総合医が上記の疾患管理能力を高めることは重要ではあるが，それのみであれば，専門内科医が充足した病院において病院総合医が果たすべき役割はない，あるいは専門内科がみたがらない上記Ⅰ群の患者限定，ということになってしまう．

一方で今日の病棟では，マルチプロブレムや高齢化，社会倫理的問題の併存などで複雑化した患者を診療する機会が多く（上記のⅢ群），またこうした患者群はジェネラリストとしてその強みを発揮できる領域であり，その役割を期待されることも多い．大規模病院では，こうしたケースは「専門性の高い疾患を複数持っている」，という形をとることも多く，複数の専門内科間で診療方針を調整する機会も多い．こうした併存症の多い（マルチモビディティ）患者を他の専門医と連携し，適切にマネジメントする能力が求められる．

さらに，病院総合医には，単に併存疾患を他科専門医にコンサルトしながらマネジメントする，という役割に加え，患者の抱える複雑な問題を分析し，優先順位を考え，たとえ専門医の立場から必要と考えられる介入であっても，場合により行わない決断をする，などといった統合的ケアを実施する能力も求められる．ポリファーマシーや，社会倫理的問題を抱える患者のマネジメントなどでは，こうした能力が特に重要であり，ジェネラリストに特に求められる能力といってよいだろう[2]．

## 2．こうした能力をどのように学ぶか？

現在「病院総合医」としての仕事をしている医師，あるいはそれを想定したプログラムの内容を概観すれば，その研修の場の中核は病院総合診療部門での研修と専門内科ローテート研修の組み合わせが中心となる．

たとえば日本プライマリ・ケア連合学会が試行事業で想定しているプログラムの場合，①基幹領域の研修（総合内科専門医・家庭医療専門医），②その終了後，病院総合診療部門での1～2年の研修，を想定している．この期間のうち，前半の①の研修では何らかの形で内科研修を経験するし，その方法として多くの場合，一部であっても専門内科ローテート研修を行う機会があるだろう．

たとえば当院においては，病院総合医を目指す医師の場合，初期研修終了後内科研修として総合内科を含む専門内科のローテーション研修を3年行い，その後総合内科に属して1～2年の病院総合診療研修を行うという形をとる．

この研修の構造は，英国や米国，カナダでも同様であり，General medicine（総合内科病棟）の管理＋専門内科ローテーション＋外来教育というのが基本的な枠組みとなる．

## 3．専門内科のローテーションで何を学ぶべきか？

言うまでもないが専門内科領域の知識，スキルを学ぶことは重要である．一定期間のローテで集中的に学ぶことは効率的であり，最新の知識・治療を学ぶ上で専門内科のローテーションははずれの少ない手段といえる．これらは従来の研修においても重視されていた内容であり改めて議論するまでもないだろう．加えて上記bで示したケア調整能力という観点からすると，専門内科ローテーションにより，その領域の医師の価値観を共通基盤として共有できることはもう一つのメリットであるといえる．なまじ同じ「内科」でくくられているために見落としがちであるが，とくに大病院の専門内科はほとんど他科と独立した形で診療を行っており，結果各専門内科間にほぼ「他職種」といってもよいほどの価値観・文化の差異が生じている．たとえば患者に何らかの状態

変化が生じた場合の対応のスピードが専門内科間でかなり異なることは，実際にローテすると実感されるだろう．マルチモビディティの患者管理において，診療方針で実際に問題になるのはエビデンスというよりはこうした価値観・文化の診療科間での相克が問題となるケースが多い．こうした価値観・文化は暗黙のものであることが多く，ローテーション以外の手段でそれを共有することはかなり困難であるのが現状であろう．

## 4．General medicine（病院総合診療／総合内科病棟）の管理から学ぶこと

上述したように，ジェネラリストとしてその役割を発揮するためには，多くの診療科や職種がかかわるような複雑なケースを適切にマネジメントする能力が要求される．したがってその研修中に，専門内科間でのケア調整を必要とするような事例を経験することがぜひとも必要である．

マルチモビリティをはじめとした他領域に及ぶ複雑な臨床上の問題は，今日の臨床現場では，しばしば問題になる．たとえば抗凝固薬治療中の出血イベント，抗がん剤治療中の感染症，高齢者の重症感染症での治療のゴール設定，など枚挙にいとまがないだろう．こうした境界例への関与を，ケア調整能力を学ぶ機会として積極的にとらえ，経験を積み，その能力を評価するようにすべきである．

## 5．問題点

総論としては上記の内容がいえるとして，各論としては課題も多い．たとえば疾患管理能力を高めるために専門内科ローテーションを行うとして，たとえば専門内科が9にも10にも分かれているような病院で各科を一定期間ローテートすると，それだけで2年も3年もかかることになってしまう．また各専門内科での教育でコアと考えられている項目と，総合医として学ぶべき項目とは微妙に差があることは要注意であり，over/under education につながることは意識して調節する必要がある．適切な研修期間，研修内容がどのようなものであるべきか議論が必要なところであろう．

またケア調整能力の修得は，ますます重要な課題であるが，教育・学習するべき competency

としての位置づけが（特に病院総合診療の現場では）曖昧である．診療において専門診療科の意見を聴きつつ，治療優先順位を考えて対応しているわけであるが，そのケア調整の経験の蓄積が適切に理論化・言語化され，系統的に教育されている状況とは考えにくい．個人的にはこうした問題を分析し，明示された教育プロセスに結びつけることは，家庭医療の教育を受けた医師が得意としているように思われ，家庭医のバックグラウンドのある病院総合医の重要な役割と感じている．

また，今回は専門内科との関連で論じたが，実際に病院総合医がかかわる専門科は内科系のみならず広く外科系にも関わる機会があり，また近年外科系診療科の病棟管理に病院総合医がかかわるなどの試みも有ることなどを踏まえると，外科系診療科との役割分担，ケア調整についても将来議論を広げていく必要があるだろう．

参考文献

1）http://www.igaku-shoin.co.jp/paperDetail.do?id=PA03137_01
2）藤沼康樹．ジェネラリストの専門性とは何か　総合診療 25:1079，2015．

# 3 大病院における病院総合医育成と離島医療

## The training of general physician at a big hospital and the development of rural medicine

本村　和久
沖縄県立中部病院　総合診療科

Kazuhisa Motomura
The Department of Family Practice,
Okinawa Chubu Hospital

〒904-2293 沖縄県うるま市宮里281
E-mail：motomura_kazuhisa@hosp.pref.okinawa.jp

## 提言

● 離島医療・地域医療の維持・発展のために，大病院における病院総合医育成は有用.
● 診療所で働く家庭医療的役割から病院での内科を中心とする病棟管理までを行うことができるようになるような幅広い研修が地域医療を支えるために重要.
● 遠隔でも十分なサポートがあれば，離島・へき地だからこそ学べる環境があり，医師は大きく成長できる.

## 要旨

　沖縄県立中部病院は，戦後の沖縄県における医療の充実と医師不足解消のため，1967年に米国統治下の琉球政府立として設立，ハワイ大学から指導医を招き，北米型の臨床研修制度をはじめた.当時まず必要とされた医師は，一次から三次までの急性疾患やよくある疾患に的確に対応できる医師であり，少ない設備，医療従事者で医療を完結させなければならない離島医療機関で働く医師であった.この状況に50年経った現在でも大きな変化はないが，医療技術の発展やITをはじめ遠隔での情報共有が劇的に変化している状況への対応，さらに家庭医療専門医や新たに認定される総合診療専門医など教育プログラムの充実が求められており，地域のニーズを踏まえた医師養成がさらに重要となっている.

## キーワード

離島医療，臨床研修，医師不足

## 現状

　沖縄県立中部病院は，550床の地域支援病院であり，琉球大学附属病院に続き，県内で2番目に病床数の多い医療機関である.入院患者の7割以上が救急センターからとなっており，人口約50万人の沖縄県中部医療圏の急性期医療を

守っている．当院の特徴のひとつは，戦後の沖縄県における医療の充実と医師不足解消のため，1967年に琉球政府立として設立されたことにある．米国統治下であったことから米国（ハワイ大学）から指導医を招き，北米型の臨床研修制度をはじめた．当時まず必要とされた医師は，一次から三次までの急性疾患やよくある疾患に的確に対応できる医師であり，少ない設備，医療従事者で医療を完結させなければならない離島医療機関で働く医師であった．地域のニーズに応える形で研修医4名からはじまった研修制度であるが，50年の歴史の中で，卒業生は1000人を超えている．後期研修中に，医師一人で勤務する離島診療所もしくは宮古島，石垣島など人口約5万人圏の地域基幹病院での勤務がプログラム化されており，当院以外の医療機関で独り立ちすることが研修目標のひとつになっている．

　ここで当院における病院総合医・家庭医療専門医育成について説明したい．後期研修1年目では当院で研修（総合内科，内科各科，小児科，外科，産婦人科，救急，整形外科，皮膚科など）と当院以外での研修（沖縄県立北部・宮古・八重山病院，離島診療所研修，県外で家庭医療を積極的に行っている施設での研修（北部東京家庭医療学・揖斐北西部地域医療・北海道家庭医療学センターなど））となっている．その後離島診療所勤務となるが，16離島診療所すべてが一人診療所であり，勤務にあたっては，その臨床能力のみならず，健康状態，医師の家族の状況，モチベーション，離島住民との関係など様々な問題を解決する必要がある．基本的には研修を開始したすべての医師が離島で勤務できるように教育するのが当院の使命であり，離島勤務にあたっては様々サポートが重要となる．診療支援としては，インターネットを用いたコンサルテーションシステムがある．例えば，整形外科，皮膚科で，X線写真，皮膚の所見などをデジタルカメラで撮影し，当院の整形外科，皮膚科専門医がボランティアで回答するというものがある．また，テレビ会議システムで，講義（コアレクチャー）が離島にも配信されており，1年間で約100回の配信がある．また，指導医との振り返りもテレビ会議システムを用いて頻回に行われている．各離島に赴任している医師の学習ニーズの違いに合わせた指導を行っている．さらに臨床研究勉強会も行われており，「ヘリ搬送は医学的適応だけなのか？」「ヘリ搬送は島医者が決める」の検討」というリサーチなど臨床研究も行っている．24時間島を守るために奮闘している離島診療所医師であるが，研修や休暇も当然必要である．当院には地域診療科という代診を多く行う医師グループがあり，離島診療所医師は研修目的での島外研修を受けることができる．個人の努力も当然ながら卒後研修というシステムの中で，沖縄の離島医療は歴史的に支えられていると考える．

　当院で卒後研修がはじまって50年経った現在でも，離島医療の人材に関するニーズに大きな変化はなく，さらに臨床医養成の重要性は増している．専攻医のへき地研修など専門医制度に関する医師偏在の議論ついては，沖縄県の医師確保の歴史やシステムが全国でも共有化されたような印象すら感じる．医療技術の発展やITをはじめ遠隔での情報共有が劇的に変化している状況への対応，さらに家庭医療専門医や新たに認定される総合診療専門医など教育プログラムの充実が求められており，地域のニーズを踏まえた医師養成がさらに重要となっていると考える．

<u>参考文献</u>
1）草場　鉄周（編集主幹）．総合診療専門研修の手引き　2016年6月17日　中山書店

# 4 地方小病院における
# 病院総合医育成

## The development of hospital generalist
## in local small hospitals

川島　篤志

市立福知山市民病院　研究研修センター・総合内科

Atsushi Kawashima MD & MPH
Fukuchiyama City Hospital, General Internal Medicine

〒620-8505　京都府福知山市厚中町231
E-mail：kawashima-a@fukuchiyama-hosp.jp

## ▌提言

● 病院総合医が求められる仕事（ミッション）を明確にし，共有する：診療分野・診療現場など．
● ミッションの遂行しやすさが，病院総合医の勤務継続の鍵になる．
● 医師を育成するには医師を確保しないと始まらない．キーワードは立地と興味とワークライフバランスであり，ミッションと興味が合致するかは重要である．
● 超高齢社会・地域包括ケアというキーワードをもとに，病院総合医の必要性を議論することから始めるべきである．

## ▌要旨

　地方都市では医師不足・偏在が存在する．中規模病院と小規模病院では状況が異なるが，超高齢社会・地域包括ケアというキーワードからは病院総合医の存在は不可欠である．病院総合医の教育・育成では，その医療機関で病院総合医に求められる仕事（ミッション）を明確にし，共有することが重要である．そのミッションがいかに円滑に遂行できるか，困難を乗り越えてもそのミッションを担いたい医師のマンパワーで業務が規定されることもある．病院総合医の教育・育成するためにはさらに業務量が増えるが，そもそも医師を確保しなければ始まらない．医師確保のキーワードは，立地と興味とワークライフバランスである．医師の興味と病院の目指すミッションが同じ方向を向き，達成されていくと医師確保につながる可能性がある．躍動する病院総合医を輩出していかなければ，医師が集まることも想像しがたく，病院総合医が勤務しやすい環境づくりが最大のポイントになる．

## ▌キーワード

病院総合医の診療分野・診療範囲，育成のための医師確保，立地と興味とワークライフバランス

## 現状

地方中小病院の特徴としては、医師不足・医師偏在があると考える。病院規模により、その医療機関に求められる医療提供体制は大きく異なると思われるが、小病院では後方施設があるなかで「内科医」として、中規模病院では地域基幹病院として臓器別「内科医」として勤務する勤務する傾向がある。臓器別専門医の守備範囲の幅には、個人差・地域差があると感じられるが、中規模病院では一般的に医局派遣や組織内ローテーションなどで、短期間で交代する医師が赴任していることが少なくない。その医師に、ジェネラリズムを意識した診療を依頼することは可能であろうか？その解決策として、病院総合医育成があると思われるが、その病院総合医の役割が、医療従事者内でも明確でないことや担い手が少ないことから、うまく運営できている医療機関が少ないのが現状と考える。

## 病院総合医の教育への提案

診療分野や診療現場など多岐の視点にわたりえる病院総合医の役割であるが、医療機関内の病院幹部だけでなく関連する診療科における共通認識の有無が重要である。循環器内科の基本的な仕事は、どの地域にいっても、どの年度になっても、病院幹部が替わっても、そう変化はない。が、病院総合医の仕事は「その病院に求められている」ことを担うため、その地域・その施設で求められているものを明示できるとよい。その医療機関・地域で不足していること・改善すべきと思われることが、①病院・地域が「求めていること」となっているかどうか、②（もし担い手がいれば）病院総合医の一員としてやりたいことであるかどうか、がポイントである。問題点を問題点と思ってもらえなければ、また、やりたいことをやれるかどうか、が、その医療機関で病院総合医として躍動できるかの重要点であるといっても過言ではない。躍動していない病院総合医のもとでは病院総合医育成は困難を極める。

さて、『「病院に求められている」ものを担う』という定義ではさすがにわかりづらい。病院総合医の Core Competency は日本プライマリ・ケア連合学会の HP に掲載（病院総合医委員会 HP にも同じものが掲載）されているものが、わかりやすい [1)2)]。そのなかで「病院総合医を特徴づける能力」として、6つ記載があり、①内科を中心とした幅広い初期診療能力（1次2次救急を含む）、②病棟を管理運営する能力、③他科やコメディカルとの関係を調整する能力、④病院医療の質を改善する能力、⑤教育の現場において、初期・後期研修医を教育する能力、⑥診療に根ざした研究に携わる能力とあり、この部分を後述する。なお、病院勤務医師であっても、家庭医・すべての医師が備える能力も重要であることを再認識したい。

病院総合医の仕事を議論する際に、マンパワーを考慮に入れる必要性がある。つまり、マンパワーがなければ満足に遂行しえない領域、若手医師には担い難い分野や、ベテランだけでは疲弊する分野、相当数いないと対応しがたい分野などがある。

さて、各論は別稿に譲るが、地方都市の病院総合医の診療場面とその教育について述べる。

一般的な病院における医師の仕事を簡易化してみた（**Box 1**）。臓器別専門医が主として得意とする領域が、自身の専門領域の検査・入院と関連する予約外来とすると純粋な臓器別専門医だけでは医療がまわらないことは一目瞭然である。それぞれの臓器別専門医が診療の幅を拡げ

---

**Box 1　医師の業務：基幹病院**

◆ 外来 ： 予約外来 ＋ 新患外来

◆ 検査 ： 専門領域

◆ 入院 ： 専門領域 ＋ 非専門領域

◆ 救急 ：（内科）救急（日中） ＋ 時間外

◆ その他："雑務" ＋ 委員会

て，「初診外来が得意な」○○専門医，「内科系救急が得意な」△△専門医がいれば理想的だが，現実はどうであろうか？

新患外来診療は，病院総合医にとって重要な専門分野である．ベテラン医師であれば新患外来ができるわけでは決してなく，新患外来におけるスキルがある．総合診療を目指す若手〜中堅医師にとっては，新患外来の「トレーニング」は重要であるが，この実臨床と「トレーニング」の比率をどうするのかが難しい．外来「トレーニング」を行うとすると，その指導にもう1名マンパワーが割かれることになり，新患外来数や新患外来担当能力も加味したうえで，必要数を算出することになる．新患外来についての事前学習やカンファレンスも有用である．また，再診外来についても本来は教育される必要性がある．

次に，救急外来について言及する．救急外来診療を誰が担うのか，は施設によって様々である．救急専従医・専属医が潤沢にいるのであれば別であるが，地方都市の医療機関では病院総合医はその一翼を担えるのではないかと考える．救急での診療能力の向上は病院総合医にとっては必須のものである．

入院診療の問題は，主治医あて問題と直結する．このことに関しては，同ジェネラリストコンソーシアムで記載したことがあるが[3]，極めて重要な問題である．臓器別疾患に該当しない疾患や，臓器別専門医不在の疾患，複数疾患や疾患以外の複雑な問題を抱えている症例などの救急診療からの入院の担当決定に，施設内ルールを定めることも重要である．現場では大きな問題となっていることが多いと思われるが，この現場の問題を，施設の問題と認識できるか，が重要であると筆者は考えている．

私見であるが，地方都市に代表される医師不足と医師偏在がある医療機関の"内科"を見たときに，筆者は4グループにわけられると考えている（Box 2）．このグループに該当する医師数・能力を鑑みて，その施設の病院総合医の守備範囲が規定される可能性がある．

地域を診ることができる病院総合医には，入口（外来・救急）から，出口に向かうプロセス（入院〜退院支援），そして再入院を見据えて地域全体を診るという視点が必要と考える．家庭医療のトレーニングを積んだ医師が急性期病院にいる利点は想像に難くない[4]．地域包括ケアのなかで，日常の診療や入院診療・退院支援での情報整理についても意識したい．

病院総合医のCore Competencyの1つに院内改善というものがある．比較的小さい現場（ある病棟やある委員会など）の改善は順調に進むが，既に改善されている現場や規模が大きくなっていく，関わる人が増えていくと，マネジメントの難易度はあがる．病院総合医育成の過程で，院内改善活動にマネジメントの理論を意識して参加させることは有益であろう．

臨床研究の実践には，個々の基礎知識向上，メンタリングを含めた仲間，情報収集可能な臨床現場と労力，研究のための時間などが必要である．これは残念ながら，日常臨床が円滑に運営してこそであり，おざなりにされることが多い．ただ，後述

---

## Box 2

**Aグループ**：緊急対応が必要な，比較的頻度が高い疾患を扱う診療科：チームが組める人数在籍

**Bグループ**：それほど頻度が高くないが，専門的な判断が必要な疾患を扱う診療科：1〜少人数在籍

**Cグループ**：外来のみ行う診療科：常勤医が不在で，非常勤医師のみ在籍

**Dグループ**：院内に存在しない診療科（一般的に認識が低いor頻度が少ないもの，診断困難な稀な疾患や小児科からの引継疾患を含む）：不在

するように臨床研究の実践を施設の魅力の1つとするのであれば，積極的に実績を創りたいものである．

「病院総合医育成」という議題であるが，重要なことは育成のための人材確保がなくてははじまらないことである．病院総合医として，長期間勤務する軸になる医師と，研修・研鑽目的や組織派遣などで循環する医師が相当数いると業務は円滑に進む．こういった業務を「求められ」，それを円滑に遂行できるとよいが，不条理なことは日常的に遭遇する．この不条理を乗り越えて，医療機関を守ることができるか，ということを筆者は，『不条理に耐える精神力』と表現しているが，この精神力の有効期限は人によって様々である．そこを改善しないと医師確保は難しく，医師確保ができなければ病院総合医部門は継続しがたい．

なお，立地と興味とワークライフバランスが，その医師にとって担保できなくなればその医師はその医療機関を離れることになる可能性がある．ただそれは病院総合医として不適格になったことを意味しない．つまり別の医療機関で立地と興味とワークライフバランスが満たされる可能性があるということである．一方，病院総合医は厳しい条件に晒されているために病院総合医としての勤務継続を望む医師が決して多くはないのが，現状であると思われる．そのためには，病院総合医の必要性・価値を，病院幹部や臓器別専門医，他の医療従事者や行政・国民を含めて，もっと議論する必要性があるのではないかと考える[5]．

## 参考文献

1）日本プライマリ・ケア連合学会　病院総合医委員会HP https://pc-hospitalist.jimdo.com/ Accessed Jul/06, 2018.

2）日本プライマリ・ケア連合学会　病院総合医養成プログラム認定試行細則　http://www.primary-care.or.jp/nintei_ge/pdf/generalist_saisoku0427.pdf Accessed Jul/06, 2018.

3）川島篤志．地方都市における医師不足・医師偏在から入院適応を考える．入院適応を考えると日本の医療が見えてくる．ジェネラリスト教育コンソーシアム vol. 6：98-104, 2014.

4）川城麻里．家庭医が病院総合医として勤務する際のメリット．特集　病院総合医　免許皆伝　JIM. 2011; 21：656-657.

5）松村理司．日本の病院総合医活躍の鍵．日本プライマリ・ケア連合学会誌．2013; 36 (2)：113-116.

# 5 病院総合医と大学の総合診療・医学教育の役割

## The role of University and Medical Education on developing Hospitalists

片岡　仁美

岡山大学大学院医歯薬学総合研究科地域医療人材育成講座

Hitomi Kataoka MD, PhD
Department of Primary Care and Medical Education,
Okayama University Graduate School of Medicine,
Dentistry, and Pharmaceutical Sciences

〒700-8558 岡山市北区鹿田町 2-5-1
E-mail：hitomik@md.okayama-u.ac.jp

### 提言

● 総合医志向を持つ学生に病院総合医のキャリアパスを示し，ロールモデルに出会う機会をつくることは大学が果たす役割として重要である．
● 若手医師の間で病院総合医を目指す機運が高まっている．彼らを支え，屋根瓦式教育を有効に進めることは病院総合医の育成の要となる．
● 大学間，病院間，地域の交流と連携を持ち，より良い人材育成システムを構築することが今後一層求められる．

### 要旨

　岡山大学のデータでは入学時には総合力を持ちたいと考える学生は約30%，総合医として働きたい学生は約20%程度存在しているが，これまで実際に総合医としてのキャリアを選択する卒業生は多くはなかった．その理由として学部教育で学生が出会う医師のキャリアが専門医に偏っていたことが考えられる．このような傾向は地域医療教育の普及で変化しつつあり，学生に適切なロールモデルやキャリアパスを提示することは重要である．また，近年若手医師の間で病院総合医を目指す機運が高まっており，彼らの臨床教育及びアカデミックキャリアをサポートすることは後進の為にも重要である．そのために施設間のネットワークを構築し教育の質を高めることが望まれる．

### キーワード

医学教育 (Medical education)，キャリアサポート (Career support)，連携 (collaboration)

## 現状

### 学生の総合医志向性と学部教育

我々は 2010（平成 22）年度より毎年岡山大学医学科 1 年生に対し総合医志向性についてのアンケートを行ってきた．2016（平成 28）年度の結果（N=114, 回収率 100%）では，「あなたはどのような医師になりたいと思いますか」という問いに対して「総合力のある」と答えた学生は 32.5%，「専門性の高い」と答えた学生は 14.9% であった．また，将来の働く場の希望として「一般大病院で専門を持ちながらも広く関わりたい」：43.0%，「中小病院で総合医として働きたい」：20.2%，「かかりつけ医として幅広く患者さんに接する診療所などで働きたい」：20.2% という結果であった．以上より，1 年生の時点では総合性を持った医師になることを希望し，病院総合医として働くことを希望する学生は少なくないことがわかる．

しかし，筆者が学生であった 1990 年代には岡山大学では臨床実習は大学病院のみで行われ，総合医の活躍する姿をイメージすることは難しく，総合医を目指す学生は非常に限られていた．また，少しずつ学外施設での臨床実習の機会が増えてきたとはいえ，2000 年代も状況は殆ど変っていなかった．状況が変わってきたのは 2010 年代になってからである．その大きな契機は地域枠の導入とそれに伴う地域医療実習の導入であろう．岡山大学では 2009 年に地域枠制度を導入し，地域医療教育の充実が加速度的に進んだ．学生は 1 年生から地域医療の現場を経験し，臓器別ではなく総合的な視点で患者さんを診る医師像，地域に根差し，患者さんの生活に近い医療を目の当たりにすることとなった[1]．

Rabnobitz らの報告では，卒業後に地域医療に従事する学生の予測因子として入学時から総合医，家庭医を志望していたもの，4 年次に地域における家庭医療実習を選択していることなどを挙げている[2]．我々は地域枠の学生に進路選択について，実習と進路選択の関係性についてアンケートを行ったが，地域医療実習が進路選択に影響を及ぼしたとする学生は 62.5% であった．

また，5-6 年の実習が特に進路選択に重要であったというデータもある[3]．

岡山大学では現在 1 年次から 6 年次までのほぼ全学年で地域医療実習を行っている．実習施設は診療所，在宅診療専門クリニックなども一部含まれるが，殆どの施設が中小規模の病院であり，それらの病院では医師は総合医としての役割を求められることが多い．このような実習機会は地域医療を学ぶためにも貴重な機会となっているが，臓器別専門医の働き方とは異なる総合医の働き方，その魅力を知る機会にもなっている．病院総合医を育成するために，学生が病院総合医というキャリアを知り，その働き方について触れる機会をつくる，という観点で大学が果たす役割は非常に大きいと考える．

### 岡山大学における病院総合医の育成

地域医療教育は総合医の育成と両輪となっている．というのも，地域住民や地域の医療機関から最も求められているのは「総合医の育成」であるからだ．病院総合医については，地域の病院での教育も重要であるが，大学病院での臨床教育が果たす役割も大きい．各大学では病院総合医育成のための様々なプログラムを構築している．岡山大学では総合内科が病院総合医育成の中心となっているが，同科で大きな役割を果たしているのが若手医師の存在であろう．岡山大学病院の初期研修プログラムは総合医の育成を目指すコースを有しており，総合医の育成で実績のある種々の市中病院と連携し，たすき掛け研修を行っている．総合医を目指す研修医はそれぞれの施設で様々な学びを得て，それを大学病院の教育システムに還元している．また，本学は文部科学省未来医療研究人材養成拠点形成事業[4] に採択され，リサーチマインドを持った総合診療医の育成に取り組んでいる．この取り組みの中で MPH コースの開設，アカデミック GP コースの開設，岡山県全域をフィールドとした総合診療専門研修プログラムの開設を行った．これらのコースに参加する若手医師は年々増えており，明らかに一つの潮流を形成している．また，同事業には 15 大学が採択されているが，大学間の連携も進んでいることは

特筆すべきである．特に，若手医師同士のネットワークも広がっており，平成29年は同じく採択大学である大阪大学と岡山大学のコラボレーション企画（夏サミット），島根大学でのミニフォーラムなどが開催された．研究を行う環境の整備，大学間ネットワークによる若手の育成などは大学の果たす役割として特に重要であろう．また，前述のように大学間にとどまらない市中病院も含むネットワークも形成も新しい分野である病院総合医の育成には欠かせないと考えている．

## ┃ 提言

● 学部教育で総合医志向を持つ学生は少なくない．病院総合医のキャリアパスを示し，ロールモデルに出会う機会をつくることは大学が果たす役割として非常に重要である．

● 特に若手医師の間で病院総合医を目指す機運が高まっている．彼らを支え，屋根瓦式教育を有効に進めることは病院総合医の育成の要となる．

● 特に大学の果たすべき役割の一つにキャリアサポートと研究支援がある．学生から初期研修医，後期研修医と途切れることのないキャリアサポートが特に新しい分野では必須である．必ずしも大学に在籍する卒業生のみならず，誰でも気軽に相談できる窓口があれば理想的である．

● アカデミックキャリアのサポートも大学の役割として重要である．特に臨床現場での課題を研究課題として抽出し，問題解決，エビデンスの発信に繋がる一連の流れを支援できる体制の構築が必要である．

● 大学のみでの閉じたフィールドで教育を行うのではなく，大学間，病院間，地域の交流と連携を持ち，より良い人材育成システムを構築することが今後一層求められる．

参考文献
1）片岡仁美．医療人育成の現況と課題．岡山医学会雑誌．2012；124(1): 41-45.
　医療人育成の我が国の現況と岡山大学における地域医療教育及び女性医療人キャリア支援についての報告．
2）Rabinowitz HK, Diamond JJ, Markham FW, et al. Medical school programs to increase the rural physician supply: a systematic review and projected impact of widespread replication. Academic Medicine. 2008; 83: 235-243.
　将来地域医療に従事する学生の予測因子について検討した論文．
3）片岡仁美．地域医療教育のアウトカム評価：医学生の共感性及び臨床能力について．科学技術研究費2015年度 研究成果報告書 https://kaken.nii.ac.jp/ja/report/KAKENHI-PROJECT-25460623/25460623seika/
　地域医療教育のアウトカムについて学生の共感性，進路選択などを評価した報告．
4）文部科学省．未来医療研究人材養成拠点形成事業．http://www.mext.go.jp/a_menu/koutou/kaikaku/1332981.htm
　テーマBではリサーチマインドを持った総合診療医の養成を目指す15大学が採択された．

# 6 病院が提供する在宅医療の 意義と病院総合医

## The significance of homecare provided by hospitals and the role of hospital generalists

次橋　幸男
1．天理よろづ相談所病院 在宅世話どりセンター
2．天理よろづ相談所病院 地域医療連携室
3．天理医療大学 医療教育・研究センター

Yukio Tsugihashi MD, Master of Public Health (MPH),
Master of Medical Management (MMM)
1．Homecare center, Tenri Hospital, Tenri, Japan
2．Department of community network and collaborative healthcare,
Tenri Hospital, Tenri, Japan
3．Center for healthcare education and research,
Tenri Healthcare University, Tenri, Japan

〒 632-8552 奈良県天理市三島町 200 番地
E-mail：y.next.t@tenriyorozu.jp

## ▌ 提言

● 筆者が提言する「病院が提供する在宅医療の意義」は以下の通りである.
● 全人的包括的医療を理念とする病院が多様な診療ニーズに応える手段となりうる.
● 在宅医が不足する地域において，病院医師が在宅医療を補完する役割を果たす.
● 在宅医療への参加を通じて，病院医師が生活の場における医療と継続ケアの視点を習得できる.
● 病院総合医の協力によって，地域レベルでの在宅医療の充実と継続ケアの質向上が期待できる.

## ▌ 要旨

　天理よろづ相談所病院は全人的包括的医療，高度先進医療の提供，そして医療人の育成を基本理念とする地域中核病院である．1997 年には訪問診療部門を開設し，現在では通院困難な在宅患者の容態変化や在宅看取りに対応するために 24 時間 365 日の在宅医療を提供している．2016 年からは地域レベルでの在宅医療の充実を目指して，地区医師会と連携して在宅主治医不在時のバックアップを行っている．また，病院医師に対する在宅医療研修にも積極的に取り組んでおり，初期研修医に対する短期在宅研修，内科系後期研修医への在宅ローテイト研修，そして卒後 5 年目以上の

医師を対象とした在宅医療専門医研修を受入れている．本稿では，私は病院が提供する在宅医療の意義として，継続的な全人的包括的医療の提供，在宅医が不足する地域における在宅医療の補完，そして病院医師に対する在宅医療教育，以上の3点について提言する．

## ■ キーワード

病院医師に対する在宅医療研修（Homecare training for hospital physicians），在宅医療専門医（Homecare specialist），地域在宅医療（Community-based homecare）

## ■ 現状

### 天理よろづ相談所病院 在宅世話どりセンターの紹介

天理よろづ相談所病院（奈良県天理市，715床）は，全人的包括的医療，高度先進医療の提供と医療人の育成を基本理念とする地域中核病院である．1976年から全国に先駆けて総合診療方式のレジデント制度を導入するなど医療人の育成にも積極的に取り組んでいる．在宅世話どりセンター（以下，在宅センター）は，1997年に病院の福祉部門（世話部）に開設された訪問診療部門であり，2017年8月現在，専従医師2名，訪問看護師6名，事務員1名，兼任医師1名（筆者）によって，天理市内を中心として約60名の在宅患者に対して24時間365日体制で在宅医療を提供している．病院が提供する在宅医療の特徴としては，病院医師や看護師らと顔の見える関係が構築されており，共通の電子カルテシステムを通じて処方，入院経過，画像情報，患者説明の内容なども閲覧できる，病院内の薬剤（特に麻薬），医療機器，物品を活用できるという強みがある．在宅患者の背景疾患も多彩であり，がん・非がん患者への在宅緩和医療，重度の褥瘡ケア，人工呼吸器管理，重症心不全や腹膜透析の在宅管理，（小児科医による）小児在宅ケアといった重症度が高く，専門科との

密な連携が求められるケースが多い．また，少数ながら「入院中（外来通院中）に患者の状態が急激に悪化したが，患者さんやご家族が自宅退院の上で在宅看取りを希望している」といった緊急の依頼に対して在宅センターの医師と看護師とが速やかに往診して在宅介護の環境を調整することもある．このように，多様な診療ニーズに応えるために，在宅センターでは病院の外来・入院部門とも連携して「からだ，こころ，くらし」を支える全人的包括的医療の実践に努めている．

### 在宅医が不足する地域において，病院医師が在宅医療を補完する

奈良県天理市（人口6万6千人）のような地方都市では在宅医や在宅患者の数が限られているため，市内で在宅医療を提供している医師のほとんどが1名医師体制の診療所を経営し，外来診療を中心としている．そのため，この地域の在宅医にとっては24時間365日の診療体制の維持が大きな負担となっていた[1]．そこで，在宅医にかかる負担を地域で共有する仕組みとして，天理地区医師会では2016年から地区医師会事務局にFAXによる在宅医療依頼窓口を設置し，コーディネートを担当する医師がICTシステムを活用した在宅医メーリングリストに診療情報提供書（依頼文）を投稿して，手挙げ方式で在宅主治医・副主治医を決定する方式を採用している（**Box 1**）．在宅センターも地区医師会の要望に応じて副主治医として参加し，在宅主治医不在時のサポートを行っている．また，最近では地域のかかりつけ医が高齢となったために在宅医療を提供できない場合，かかりつけ医から在宅センターへと患者が紹介されることもある．このような取り組みが示すように，特に人口減少地域や在宅医や訪問看護師が不足する地域において，病院に併設された在宅部門に地域の在宅医療を補完する役割が求められることが予想される．

### 病院若手医師に対する在宅医療研修

在宅センターでは2005年から初期臨床研修医の在宅医療研修（1週間，年12名程度）を受け入れている．また，2013年からは内科系後期研修医を

対象とした在宅ローテイト研修（1～3ヶ月間）と卒後5年目以上の医師に対する在宅医療専門医研修（1年間，日本在宅医学会認定プログラム）を開始している．

これまでに内科系後期研修医（総合内科）2名が在宅ローテイト研修を選択し，訪問診療と時間外バックアップにも参加してくれた．さらに，筆者とともに病院医師が在宅医療に参加する際に求められる資質・能力についての研究を行い，病院若手医師向けの在宅医療マニュアルを作成した **(Box 2))**．うち1名はローテイト研修後も，病院総合診療医として総合内科の在宅患者への訪問診療を継続し，自分が入院中に受け持っていた認知症終末期の誤嚥性肺炎患者を在宅で穏やかに看取ったり，在宅患者の胃ろう造設時に入院主治医を受け持つなど，継続ケアの向上にも貢献した．在宅医療専門医プログラムには2013年からの5年間に卒後8～10年目の総合内科医（筆者），循環器内科医，呼吸器内科医の計3名が参加した．うち2名が在宅医療専門医を取得して，1名が現在研修中である．専門医取得後のキャリアとしては1名が在宅医療専門クリニックを開業し，もう1名（筆者）が大学教員，病院マネジメント部門と在宅センターとを兼務する形で在宅医療に関わり続けている．

筆者自身の経験談としては，これらの在宅医療研修は病院若手医師にとって「生活の場における医療」，「退院後の継続的ケア」を肌で感じられる貴重な機会だと感じている．さらに，診療に加わる在宅ローテイト研修と在宅医療専門医研修については，若手医師自身の在宅領域の知識や技術，態度面での成長だけではなく，在宅主治医不在時のバックアップや退院後の診療に継続的に関わることで，地域レベルでの在宅医療の充実と継続ケアの向上にも貢献している．

## 病院総合診療医の教育への提言

● 在宅医が病院総合診療医に求めることは，まずは「病院医師として，在宅患者の急変時に救急受入を断らない」ことであろう．

● その認識の上で，総合診療医として勤務する病院，あるいは近隣の在宅医療機関において1～3ヶ月程度の在宅ローテイト研修を経験することを勧める．

● 勤務する病院に訪問診療・訪問看護部門があれば，自分が受け持った患者の訪問診療にも積極的に関わることで継続的ケアの視点が養われる．（患者さんやご家族からも大変感謝される）

● 都市部では在宅医療を専門としている診療所に非常勤医師として所属するなどして，見学ではなく診療行為として主体的に在宅医療に関わることを勧める．

● 在宅主治医不在時のバックアップに加わることで，地域レベルでの在宅医療の充実にも貢献できる．（在宅医としては不在時のサポートは非常にありがたい）


参考文献

1）次橋幸男．天理地区における在宅医療導入プロセスの見える化．日本医療マネジメント学会雑誌．2017;17(4):192-196.

**Box 1　天理地区医師会における在宅主治医・副主治医療制**

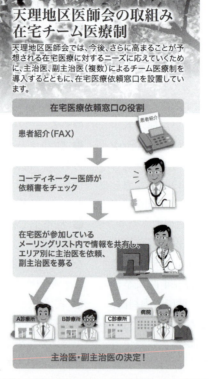

**Box 2　病院若手医師に対する在宅医療マニュアル**

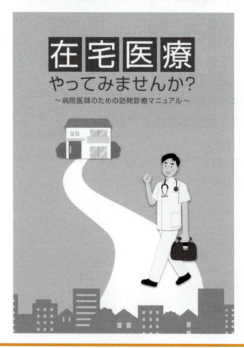

# 7　都市部中規模病院における病院経営と病院総合医

## Hospital management and Hospital Generalists in mid-sized urban hospital

亀谷　学
社会医療法人河北医療財団　あいクリニック中沢　院長

Manabu Kamegai, MD, PHD
President of Ai Clinic Nakazawa in Kawakita Medical Foundation

〒206-0036　東京都多摩市中沢２丁目5-3　ゆいま～る中沢Ａ棟１階
E-mail：mkamegai@marianna-u.ac.jp

## ▌ 提言

● 病院総合医の教育は「総合診療専門医に欠かせない７つの資質・能力」の指導を基盤とする.
● 総合診療センターは，病院長主導で，内科病床を再編成し，内科専門医（特殊専門家を除く）と救急及び家庭医の専門医がチーム編成し，救急及び一般外来からの入院患者を対象に，診療科を越えて屋根瓦方式で若手医師を指導し，総合診療内科が全体をコーディネートする診療形態である.
● 同センターは，病院総合医の育成に有用である.

## ▌ 要旨

　現病院長は，新専門医制度の基本領域（内科・救急科・総合診療科）の研修のため，内科病棟を「総合診療センター」（以下，「センター」）に再編した．「センター」は，指導医を含め若手医師でチーム編成し，総合診療内科が全体をコーディ

ネートする．各内科専門医と救急科及び家庭医の専門医が融合し屋根瓦方式で若手医師の指導にあたり，各チーム及び院内外の各専門医とも連携し，救急と総合診療をバランスよく学習でき，基礎的診療能力の高い「内科医」「家庭医」「病院総合医」の育成に有用である．「家庭医」の研修は，「総合診療専門医に欠かせない７つの資質・能力」の教育の上に，外来（診療所研修を含む）・入院（総合診療科と他科のCommonな病態の診断・治療など）と一次・二次救急の環境で，家庭医専門医が指導するのが適する．「病院総合医」の育成は，「総合診療専門医に欠かせない７つの資質・能力」の指導を基盤に「センター」で行うのが有用である.

## ▌ キーワード

家庭医，病院総合医，内科臓器別専門医，中規模病院，臨床研修

## 現状

川崎市立多摩病院は，学校法人聖マリアンナ医科大学が指定管理者を務める公設民営の自治体病院（地域医療支援病院）で，同時に大学附属病院である．病床数376床，院内標榜29診療科，医師数120人（研修医10人含）の中規模教育研修病院である．

著者は初代病院長を務めた．当初，総合診療科は医師6名が一般外来（初診）及び夜間救急外来を担当し，入院は10床であった．日本家庭医療学会後期研修プログラム ver.1 の認定を受け，総合診療科と小児科（3ヶ月）などの外来・入院研修と，地域の診療所研修（6カ月間）を行い，外部から家庭医・総合医の専門家を指導者として招聘して外来指導・入院教育回診・レクチャーなどを託し，家庭医専門医の育成に努めた．

2011（平成23）年，副院長（現病院長）主導で，総合診療科と呼吸器・代謝内分泌・神経内科の専門医が診療科を越えた包括的診療体制を構築し「多摩内科」病棟とした．

著者が退職後，現病院長は「多摩内科」を発展させ，①新専門医制度導入により基本領域の内科研修が各専門科研修ではカバーできない，②大学附属病院は教育病院である，③医師の将来像に家庭医・病院総合医が注目されている，④中規模病院は 7：1 診療体制維持が望ましいことなどを背景に，2017年6月「総合診療センター」（以下，「センター」）を開設した．

### 「総合診療センター」の概要

「センター」は，大学附属病院・中規模自治体病院の特性を活かし，臨床教育研修病院として，新専門医制度の基本領域（内科・救急医学科・総合診療科）の研修指導を屋根瓦方式で行い，若手医師が将来の進路に内科・家庭医・病院総合医を想定できる環境を整え，教育を実践することを目的とした．

「センター」構想の骨子は次の通りである．
1）内科専門科病棟を再編し「センター」の病床数を110床とした．
2）常勤医師21人と研修医で構成．メンバーは，センター長（副院長，消化器専門医），副センター長2名（救急専門医と家庭医専門医），グループ長2名（総合診療内科：整形外科専門医と家庭医専門医），チームリーダー6名，各内科（神経・腎臓・代謝内分泌・消化器・呼吸器内科）専門医，内科専修医，初期後期研修医である．現在，6チーム編成，各リーダーの下に数名の内科専修医と研修医が所属し，グループ長が全体を調整している．毎日，早朝カンファレンスで前日の入院患者の臨床情報を共有し，チームに振り分け，指導医が専門科を越えて屋根瓦方式で若手医師を指導している．
3）「センター」への入院経路は，救急及び一般外来からの緊急・予定入院で，「センター」から専門診療科への転科はあるが，逆は想定していない．
4）「センター」構造は，「センター」を"顔"，専門入院診療を"耳"に例えるイメージ図で示す**（Box 1）**．
5）病院経営上，7：1 診療体制を維持する．

「センター」の利点は，救急科から入院診療まで，急性期から亜急性期までに対応できる幅広い臨床能力が身に付くこと，また，従来型ローテーションでは，研修期間内に各診療科を移動するため学習可能な診療科数が限定されたが，「センター」では診療科を越えて疾患が網羅されるため幅広く学べることである．

「センター」開設後2カ月（2017年6月・7月）の臨床実績を示す．
1）入院患者は379人（男性207人，女性172人）．年齢は 10歳代から漸増し（80歳代が最多），90歳代まで，平均年齢68.7歳，70歳代以上が59.6%.
2）入院経路（%）は，総合診療内科外来（11.6），内科専門科外来（43.5），救急搬送（22.2），救急ウォークイン（22.7）.

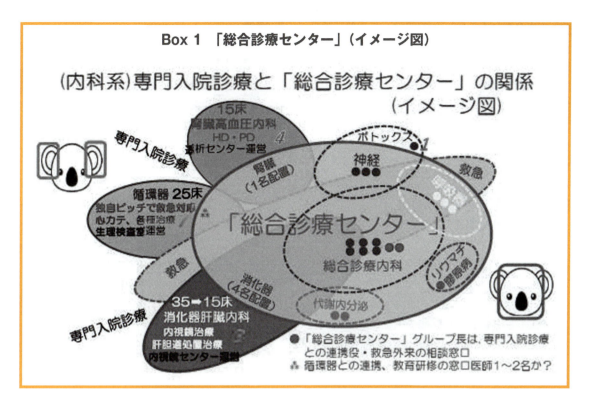

Box 1 「総合診療センター」（イメージ図）

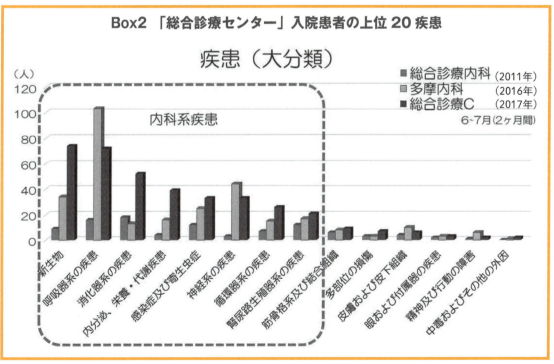

Box2 「総合診療センター」入院患者の上位20疾患

3）疾患分布（大分類）上位20は，新生物・呼吸器系・消化器系・内分泌代謝系・感染症・神経系・循環器系・腎尿路生殖器系が92.3%で，開院当初の「総合診療科病棟」や「多摩内科」より質量ともに充実（**Box 2**）.

4）退院先（%）は，帰宅（77.8），高齢者施設（10.9），死亡（6.3），転院（5.1）で，約15%が在宅医療に移行.

## 「総合診療センター」構想の特徴

1）基礎的診療能力の高い内科医・家庭医・病院総合医を育成できる.

2）内科診療科と総合診療科が融合しシームレスな研修が可能である.

3）若手医師中心のチーム構成である.

4）救急診療と総合診療をバランスよく経験できる.

5）各チーム及び院内外の各診療科専門医とスムースに連携できる.

## 提言

以上を踏まえ，現状では「家庭医」と「病院総合医」の教育を次のように総括する.

1）**指導者**：「家庭医」は家庭医専門医，「病院総合医」は内科専門医と救急及び家庭医専門医が行う.

2）**教育の場所と内容**：「家庭医」は「総合診療専門医に欠かせない7つの資質・能力」の基盤の上に，外来（診療所を含む）と入院（主な診療科のCommonな病態の診断・治療など），一次・二次救急の研修が必要で，「病院総合医」は，「家庭医」の研修修了後又は併進して，「センター」で研修するのが有用である.

# 8　都市部小病院における病院経営と病院総合医

## Management of community hospital and the role of general physician

山田　隆司
台東区立台東病院

Takashi Yamada, MD
Taito Hospital

〒 111-0031　東京都台東区千束 3 丁目 20 番 5 号
E-mail：yamada@jadecom.or.jp

## 提言

● 総合診療医は高齢者ケアのキーパーソンである.
● 今後地域の小病院が地域包括ケアの拠点となる.
● 総合診療医の研修の主体は地域病院であることが望ましい.

## 要旨

　都市部の小病院は地域内の在宅療養を支える施設として，地域連携の要となることが期待されている．そこでは高齢者に対して包括的に質の高い医療サービスを提供できる病院総合医が求められている．病院総合医には総合的な診療能力以外にも，多職種を調整，教育する能力，継続的なケアを提供できるよう他施設と連携できる能力等が求められる．総合診療医の研修にとって，医師確保に難渋して

いる地域病院を積極的に活用することが総合診療を普及する上で重要な方略であろう.

## キーワード

地域包括ケア施設（Community-based integrated care facility），ケアミックス（Care mix），在宅療養支援病院(Home care support hospital)

## はじめに

　台東区立台東病院は地域の高齢者医療を支える施設として 2004(平成 16)年に基本構想が示され，その後公益社団法人地域医療振興協会が指定管理者として選定され，2009（平成 21）年 4 月より運営が開始された公設民営の施設である．筆者は当初の計画段階からこの事業に関わり，現在も管理者として運営に関わっている.

## 都市型地域包括ケア施設を目指して

### ケアミックス施設として

当施設は計画段階から施設の主たる目的が高齢者医療・介護サービスの提供であり，より多くの地域の高齢者が障害や疾病を抱えた状態でも地域内で暮らせる仕組み作りを検討してきた．病院理念は『「ずっとこの町で暮らし続けたい」を応援します』であり，それに基づき基本方針を**Box 1**のように定めている．

病院は東京都の区中央部医療圏に属しているが，この地域は大学病院など高度急性期の病床が多くひしめく国内でも特殊な医療圏である．その中で当院のような地域の小病院は，もっぱら急性期の医療を終えた患者を在宅療養へと繋ぐことが主たる使命となっている．

多くの高齢患者は老化とも関連した完治しない機能障害を徐々に抱え込むことになり，そんな疾病や障害を総合的に管理しながら，個々の患者の尊厳を守ってケアを提供することが求められている．

施設では高齢者の肺炎や心不全，骨折など一般的な急性期治療から，脳卒中・心筋梗塞等の集中治療後のリハビリ，がん・認知症などの終末期ケアなど多様な医療，介護ニーズに応えられるべく，**Box 2**のごとくの病棟と老人保健施設を併設するケアミックス施設となっている．

### 地域連携の中核施設として

地域での在宅医療を推進するためには，単に訪問系のサービスの資源を増やすばかりでなく，そういった在宅サービスをバックアップする機能を充実させる必要がある．当院は在宅療養支援病院として在宅患者の急変時の受け入れや，訪問診療医との在宅患者の情報共有や不在時のサポート等を行っている．

また地域内の介護施設とも連携し，患者情報ツールの共有化や急変時の受け入れ等も積極的に行っている．

## 病院総合医に求められるもの

### 総合的患者管理能力

上記のような使命をもった施設であることから，当施設の常勤医師のほとんどが総合診療医である．医師には多臓器にわたる疾病や障害を抱えた高齢患者の総合的管理能力が求められる．高度専門医療機関でしかできないような治療や検査以外の多くの一般的な疾患に対する診療能力，病棟管理能力が求められる．個々の患者にとって最適な介入を心がけるために，患者や家族の思いを踏まえた総合的な高齢者評価が必要不可欠である．

---

**Box 1　病院理念**

**理念**
**「ずっとこのまちで暮らし続けたい」を応援します**
**基本方針**

**高齢者医療に力を入れます.**
■高齢者の皆さんの健康問題のすべてに対応していきます.

**在宅医療を支援します.**
■地域の患者さんが病院医療や施設ケアが必要になったときにその場を提供し，また在宅へ復帰できるようにサポートします.

**まずは受け入れるという姿勢を持ちます.**
■いつでも，まず受け入れる．そして必要に応じて他の医療機関へ紹介します.

**地域と連携してサービスを提供します.**
■台東区の医療機関チームの一員として力を発揮します.

**恵まれない地域の医療支援を行います.**

## 多職種調整・指導能力

　高齢者の多様な医療・介護ニーズに応えるために多職種での介入が必要となるが，医師にはそれら多職種それぞれの役割を理解した上でのサービスの調整が求められる．結果として施設全体で提供するサービスが総合的に患者にとって有意義で満足のいくものであるかを評価する視点を病院総合医は持つ必要がある．また多職種によるサービスの質を担保する上で，彼らの教育・研修においても医療的な側面からのアドバイスや個々の患者の理解のための助言等，指導・育成する能力が求められる．

## 地域連携能力

　患者ケアに関しては病院から退院させることがゴールではない．退院後に患者がより高いQOLを得られるよう斟酌することが必要であり，退院後のサービスにうまく繋げる調整能力が重要となる．

　そのためには地域内の在宅サービス関係者との連携は必要不可欠であり，あらかじめ退院前に準備し，円滑に在宅生活に移行できるよう援助することが求められる．

## 病院総合医教育への提言

　筆者は主に地域の診療所で働く総合診療医も含めて，総合診療医の研修の主体は地域の小病院であって，総合診療医を目指す誰もが病院総合医として一定期間従事することが適切であると考えている．特に現在医師不足等医師偏在で問題視されているのは地域の中小病院の勤務医であり，そこで最も求められているのは多くの疾病や障害に対応できる病院総合医であることは論を待たない．今回の新専門医制度での総合診療医の育成が，そんな地域病院での研修に重きを置いていることをアピールすることこそが肝要であると思われる．

　今後地域の診療所で働く場合，あらかじめその診療所の医療圏内の病院での従業経験は極めて有用であり，そんなキャリア形成の流れができることは今後の医療システムを形作る上で極めて有用と思われる．

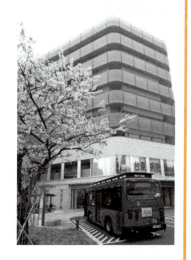

**Box 2　台東区立台東病院**
**介護老人保健施設千束**

病院　病床数　　　　　　　　　　120床
　　　一般病床　　　　　　　　　　40床
　　　回復期リハビリテーション病棟　40床
　　　療養病棟　　　　　　　　　　40床

老健　一般棟100床　認知棟50床

居宅介護支援事業所
在宅療養支援窓口
訪問リハビリ，訪問看護

診療科　総合診療科　リハビリテーション科
　　　　整形外科　眼科　耳鼻科　皮膚科　泌尿器科

# 9 大学病院の経営と病院総合診療医

## Management of University Hospital and the Role of Hospital Generalists

山下　秀一
佐賀大学医学部附属病院長　総合診療部教授

Shuichi Yamashita　MD, PhD
Director of Saga University Hospital and Professor of
Department of General Medicine

〒 849-8501　佐賀市鍋島 5 丁目 1 番 1 号
E-mail：syama@cc.saga-u.ac.jp

### 提言

● 大学病院の健全な経営のためには高度急性期の専門診療を中心とすることが必要であり，病院総合診療医はその名脇役の役割を果たしたい．
● 大学病院での総合診療医の役割は，紹介状の無い初診患者に対応するいわゆる総合外来に加え，24 時間の walk-in 救急と重症で複雑な病態の入院患者の診療が中心となる．
● 眼科や口腔外科等いわゆるマイナー科の入院患者の急変と重症化への対応も役割となりうる．
● 大学病院における研究並びに学生教育と研修医教育にも，病院総合医は重要な役割を果たす．

### 要旨

　大学病院の医療の中心はあくまでも高度急性期の専門診療である．高度専門医療が中心でないと大学病院の経営は成り立たない．この環境下で病院総合診療医は名脇役になる必要がある．初療の一環として，通常の初診外来やいわゆる総合外来，並びに救急部と協力して 24 時間の walk-in 救急を担当することも重要な役割である．これに加えて，重症や複雑な病態を中心とした，急性期の救急医療管理加算を算定可能な患者の入院診療を担当することも，大学病院の経営に直接貢献できる手段の一つである．これは，病院総合診療医に必須の，重症患者に対応することのトレーニングにもつながる．

　また，大学病院内で総合診療部が発展するためには，研究や教育に従事することも重要である．専門医取得のみに焦点を絞るのではなく，リサーチマインドの涵養が重要である．その上で，大学で継続的に教育を行うための重要な資格の一つである医学博士の学位の取得を目指すことのできる環境を用意する必要がある．

## キーワード

重症患者 (severely ill patients), 救急医療管理加算 (additional medical fee of emergency medicine), リサーチマインドの涵養 (cultivation of research mind)

## はじめに

　大学病院はあくまでも特定機能病院であり，その重要な役割が高度急性期の専門診療にあることは異論の余地はない．高度な医療を実践することで国民の健康に寄与するために，多くの資本が投入されている．したがって，現在の包括医療費支払い制度（DPC）による診療報酬システムでも，高度専門医療なしには大学病院の経営が成り立たないようになっているのは理にかなっている．総合診療医が19番目の専門医として確立されようとしているが，いわゆるプライマリ・ケアや家庭医療が大学病院の総合診療領域の中心となることはありえない．大学病院で重要な役割を果たす総合診療医は，いわゆる病院総合診療医であり，診療面のみならず学生や研修医をはじめとする若い医療人への教育にも大きな貢献を果たしている[1]．本稿では，創立30周年を過ぎた佐賀大学医学部附属病院総合診療部の現状を中心に説明する．

## 佐賀大学医学部附属病院総合診療部の歴史と現状

　佐賀大学医学部附属病院の総合診療部は，現代の赤ひげを育てたいという，本学の初代学長の古川哲二の理念を象徴する診療部門として，1986年に国立大学で最初に創設され，30年余りにわたって診療と教育に大きな役割を果たしてきた．発足当初はその役割をどうするのかということに関係者全員がかなり悩んだと聞き及んでいるが，現在は大学病院内での立ち位置はほぼ確立されている．このことは日頃総合診療部が果たしている業務からも明らかであるが，筆者が昨年度より本大学病院の責任者に選考されたことからも推し量ることができると思っている．

　開設当初には，総合診療部を大学病院の中心にしたい，という議論もあったと聞いているが，先に述べたように，総合診療部が主役となるようでは，大学病院の経営は全く成り立たない．大学病院の医療の中心は高度急性期の専門医療であり，病院総合診療医はあくまでも脇役に徹する必要がある[2]．しかしながらどんな劇でも脇役なしには成立しない．我々の総合診療部は，大学病院内である意味各診療科の高度医療を支える，なくてはならないキーとも言えるほどの働きをしている．まず日常行なっているのは，通常のいわゆる総合外来である．ここには，軽い外傷も含む，紹介状のない患者のほとんどが受診する．また，開業医等の第一線の医師から，どこに紹介して良いか分からない段階の発熱やリンパ節腫脹などが紹介される．また，24時間の walk-in 救急も担当している．ここでは腹痛等の一般的な急性疾患を持つ患者の診療が中心となる．さらには入院も担当している．総合診療部が大学病院経営に寄与するための大きなポイントは，救急医療管理加算を取れるか否かに大きく関わってくる．したがって，入院患者の主体は重症急性疾患に絞られてくる．当院では救急部が救急車による来院患者を受けるが，その中の肺炎や敗血症などの内科系疾患を我々が担当することが多い **(Box 1)**．このため，ECU，EICU，ICU に入院する患者が多くなる **(Box 2)**．また，入院患者の80%は，他の診療科に転科することなく当科で完結する **(Box 3)**．当院では，肺炎か心不全か，といった理由で各科が患者の押し付け合いをすることはほとんどない．総合診療部がすぐに引き受けるからである．また，眼科や口腔外科，耳鼻咽喉科といったマイナー科に入院中の患者の合併症や急変にも総合診療部がすぐに対応する．したがってマイナー科との関係は極めて良好である．通常の肺炎等の軽症疾患は，近隣の市立病院内に開設した，大学病院附属の地域総合診療センターに入院させることで，経営上不利な患者の大学への入院を避けている．センターには週3回，大学の講師や教授クラスが指導に行くことで診療のレベルを保っている．このセンター等の関連の施設で，当総合診療部の若手医師は，いわゆるプライマリ・ケアや在宅医療などのトレーニングも

受けることができるシステムとなっている.

## 病院総合診療医の教育への提言

プライマリ・ケアや家庭医療等の,入り口となる診療の訓練が重要であることに異論はない.しかしながら,入り口を担当する医師と看取りの医師ばかりでは,医療経済的には医療費削減に有用であるが,地域住人に安心の内科医療を提供することには十分ではない.重症患者をしっかりと診療することを学び,不幸にして患者を失った時にはきちんと剖検を行い,臨床病理検討会(CPC)にて検討と反省をする環境が,最終的には地域に出て病院診療を行う病院総合診療医教育には必須である[3].

また,リサーチマインドの涵養も重要である.筆者が当総合診療部に赴任後の5年間に6名が学位を取得した.そのうちの2名は講師に昇任し,現在大学での研究と教育の中心となって活躍している.大学の重要な役割である教育と研究の主役

として活躍するためには,リサーチを経験し,研究するマインドを育んで行ける環境が必須である.ともすれば専門医志向が強調されがちであるが,医学博士の学位は大学で教育に司るための必須要件である.学位の取得を目指すことのできる環境で勉強することは,医学教育者の育成にとって必須の条件であることをここに銘記したい.

参考文献
1) 小泉俊三.病院総合医(日本型ホスピタリスト)の現状と近未来像—実践を基盤とした総合内科医として.日本内科学会雑誌. 2011; 100: 3687-3693.
2) 小泉俊三.病院総合医の現状と展望.病院 2011; 2: 134-140.
3) 相原秀俊,多胡雅毅,古川尚子,他.地域中核病院における病院総合診療の役割の検討.日本病院総合診療医学会雑誌 2016; 10(2): 62-66.

**Box 1　総合診療部入院患者の退院時診断の内訳(2015年度)**

| 退院時診断　上位10疾患 (n=242) | n ( % ) |
| --- | --- |
| 肺炎 | 38 (16) |
| 心不全 | 11 ( 5) |
| 敗血症 | 11 ( 5) |
| 尿路感染症 | 7 ( 3) |
| 不明熱 | 6 ( 2) |
| 低K血症 | 6 ( 2) |
| 低栄養 | 5 ( 2) |
| DVT | 5 ( 2) |
| 脳梗塞 | 3 ( 1) |
| 慢性腎不全の急性増悪 | 3 ( 1) |

**Box 2　総合診療部入院患者の背景(2016年度)**

| 入院患者 (n=282) | n ( % ) |
| --- | --- |
| 集中管理を要する患者 | 60 (21) |
| ECU | 57 (20) |
| EICUまたはICU | 3 ( 1) |
| 入院経路 (n=227) | |
| 総合外来 | 62 (27) |
| 他科より転科 | 11 ( 5) |
| 救急部より紹介 | 61 (27) |
| 他院より紹介 | 97 (43) |

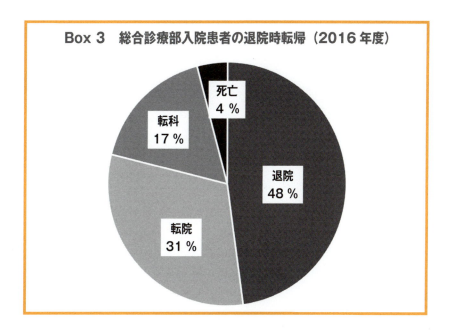

Box 3　総合診療部入院患者の退院時転帰（2016年度）

# 病院総合医の広範な機能

1　診断困難例における大病院外来での診断推論

2　二次医療圏レベルでの施設間連携

3　精神科境界領域と病院総合医

4　病院を主な活動の場とする「総合診療医」の
　　地域包括ケアにおける役割

5　地域包括ケア病棟における病院総合医の役割

6　病院総合医とエンド・オブ・ライフケア

7　地域での医師養成と病院総合医の役割

8　病院における家庭医外来

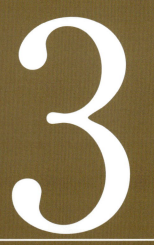

# 1 診断困難例における大病院外来での診断推論

## Diagnostic reasoning for the diagnostic challenging case during ambulatory medicine

上原　孝紀・生坂　政臣
千葉大学大学院医学研究院診断推論学
医学部附属病院総合診療科

Takanori Uehara , MD, PhD.　Masatomi Ikusaka MD, PhD
Department of Diagnostic Medicine, Graduate school of medicine,
Chiba University Department of General Medicine, Chiba
University Hospital

〒 260-8677　千葉県千葉市中央区亥鼻 1-8-1
E-mail：takanori.ue@nifty.com

## 提言

● 診療が病棟から外来にシフトしてきている現在，病棟と同様に質の高い外来教育が重要である．
● 診断困難例の診断には，最終診断に拘った診療が欠かせない．
● 診断困難例でもその半数が高頻度疾患であり，非典型例を含めた高頻度疾患の習熟が重要である．
● 診断困難例に多くみられる不安障害，抑うつ障害，身体症状症などの，精神科疾患を診断できるような研修が必要である．

## 要旨

　千葉大学医学部附属病院総合診療科（以下当科）は 2016 年度の紹介率が 98% であり，その大半が診断を目的として紹介となったいわゆる診断困難例

である．これらの患者は複雑な病態や精神疾患を含めた複数の問題を抱えていることが多いが，半数は高頻度疾患であり，その診断にはコモンディジーズへの精通が欠かせない．また疾患別内訳で 1/3 を占める心因・精神疾患についても診断できる能力が必要である．米国と同様に，本邦でも医療費の抑制を目的に診療の場は病棟から外来へシフトしており，質の高い外来教育の必要性は論を待たない．外来教育を成功させる鍵として，診断に拘る外来診療を第一に挙げたい．

## キーワード

・外来教育 (education for ambulatory medicine)
・医療費抑制 (medical cost reduction)
・診断推論 (diagnostic medicine)
・高頻度疾患 (common disease)
・精神疾患 (psychiatric disease)

## 現状

　googleやPubMedなど検索エンジンが発達している現在，コモンディジーズはもちろん，稀な疾患でも典型例であれば，適切なキーワードの選択により容易に診断できるようになった．これに対して診断困難例は，複雑な病態や精神疾患を含めた複数の問題を抱えている場合が多く，テクノロジーを駆使しても容易には解決できないことが多い．診断困難例とされる患者は，症候に関連する複数の臓器専門医を渡り歩くことが多く，臓器専門医は専門領域に関連する疾患を見逃さないように，過剰な検査計画を立ててしまいがちである．他方，人口減少，高齢化で税収も限られてきている現在，医療費高騰は解決すべき喫緊の課題となっている．1999 Am J Med[1]では外来診療能力向上により入院患者数や医療費が削減できる可能性について報告しているが，米国では医療費抑制政策の一環として入院から外来へ診療がシフトしており，以前は病棟で行われていた容態不良の患者管理や診断のための検査を可能な限り外来で行うようになっている．本邦でも在院日数の短縮へ向けての診療報酬での誘導が試みられており，臓器横断的な外来診療を行える病院総合医に対するニーズは益々高まると予想される．

## 病院総合診療医の教育への提言

　2016年度，当科の紹介率は98%（院内22%，院外76%）であり，その大半が診断を目的として紹介となったいわゆる診断困難例である．国際疾病分類第10版（ICD-10）で分類した当科外来患者の初診時診断は，329種類と非常に多岐にわたっており，広い視点での診断能力が求められる．一方で，大学病院への紹介患者は稀な疾患と考えられがちだが，2002年yamadaら[2]の高頻度疾患上位30を「コモンディジーズ」と定義すると，予防接種を除く29疾患が含まれており，当科外来初診患者の46%はコモンディジーズであった．大学病院を受診するコモンディジーズは非典型例の割合が高いと考えられるが，やはり高頻度疾患中心である

ことには変わりなく，診断困難例とはいえ非典型例を含めた高頻度疾患の習熟は欠かせない．

　疾患別の内訳では，心理，精神が32%と最も多く，筋骨格系が17%と次に続いた．米国では内科医が外来診療を行ったときのウイークポイントとして，行動障害，筋骨格系疾患，婦人科疾患，予防医学が指摘されており，最も多い心理，精神に関しては，不安障害，抑うつ障害，統合失調症に加えて，身体症状症および関連症群などの，精神科高頻度疾患を診断出来る様な研修が必要である．

　多様な患者が受診する病院総合外来での外来診断能力向上にはただ経験させるだけでは不可能であり，質の高い外来教育が欠かせない．当科では学生，初期研修医，専攻医，指導医の屋根瓦式外来教育体制を構築しており，2015-2016年度の2年間で，専攻医の指導医との診断一致率は28%から73%に向上した．当科の指導において最も重視していることは，全ての患者に診察時点で一番可能性が高い診断をつける，ということである．診断をつけない教育は，例えば回答を書かずに問題を解いていることと同じであり，最終診断がない外来教育は，解答のない参考書を使って勉強させることと同じであると考えている．日常診療では次々に新しい患者が目の前に現れるため，その場で問題を解決しないと，未解決問題が雪だるま式に増えてしまい，問題が未解決のまま放置されてしまうことは誰しも経験することである．また，総合診療セッティングでは病初期での受診が中心となるため，後医は名医と言われるようにあとで正しい診断が判明することは少なくない．その場合でも初診時の診断を曖昧にせず，その時に最も考えられる疾患を検討していれば，振り返ることにより何が誤診の原因であったか気付くことができる．また，症例カンファレンスで誤診でも良いので積極的な発言を促すことにより，間違った理由を共有する環境を構築することも重要である．もちろん診断はベイズの定理で規定される確率であるため絶対はなく，その鑑別診断や命に関わる疾患の除外の重要性は論を待たない．

　なお，どんなに検討しても診断がつかない症例は，未診断例ファイルを作成して定期的に見返している．2011年に当科を初診した際には診断がつかず，

2012 年 Mayo Clin Proc[3] からの第一報を受け診断に至ったオルメサルタン腸症など，未診断例ファイルから診断に至るケースも散見される．

　このように当教室ではすべての患者の診断をつけることを，患者のためだけではなく，外来教育の最重要課題と位置づけており，コモンディジーズでありながらも，心理社会面を含めて複数の問題をかかえた診断困難例が集積し，また予約患者数をコントロールして診断推論教育を徹底して遂行できる大（学）病院外来こそ，その利点を最も活かすことができる場であると筆者は考えている．

## 参考文献

1) Borer A, Gilad J, Haikin H, et al. Clinical features and costs of care for hospitalized adults with primary Epstein-Barr virus infection. Am J Med. 1999;107(2):144-148.

2) Okkes IM, Polderman GO, Fryer GE, et al. The role of family practice in different health care systems. A comparison of reasons for encounter, diagnoses, and interventions in primary care populations in the Netherlands, Japan, Poland, and the United States. J Fam Pract. 2002;51(1):72-73.

3) Alberto RB, Margot LH, Jonas FL, et al. Severe spruelike enteropathy associated with olmesartan. Mayo Clin Proc. 2012;87(8):732-738.

# 2 二次医療圏レベルでの施設間連携

## Medical Collaboration in Secondary Medical Area

鄭　真徳

佐久総合病院総合診療科部長

Masanori Tei,MD

Department of General Medicine, Saku Central Hospital

〒 384-0301　長野県佐久市臼田 197 番地
E-mail：teichong@gmail.com

## 提言

● 地域包括ケア時代の総合診療医には，施設間連携でも重要な役割を担う事が期待されている.
● 期待に応えることが出来る総合診療医の育成のためには，異なる役割の様々な医療施設で研修を行うことが重要である.
● 同じ医療圏の異なる医療施設で研修を行えば，研修中の専攻医が施設連携のキープレーヤーとなり得る.

## 要旨

　佐久病院は昭和 19 年の開設以来，地域や社会のニーズに応えるために機能を拡張していった.第一線医療と高度専門医療の「二足のわらじ」を包括的に担うことを目標としてきたが，医療の専門分化がすすんだ影響で困難となっていった.その対策として，平成 12 年に第一線医療を専門的に担う部門「総合診療科」を設立し，平成 26 年に高度専門医療に特化した病院「佐久医療センター」を開設した.現在では，様々な機能・規模の医療機関をもつ佐久総合病院チームを形成しており，総合診療医がチーム内の施設間連携で重要な役割を担っている.

　地域包括ケア時代の総合診療医には，統合的ケアにおける垂直統合（施設間連携）と水平統合（多職種連携）の「扇のかなめ」のような役割を期待されている.その期待に応えることができる総合診療医を育成するためには，機能や規模の異なる医療機関で経験を積むことが重要である.特に同じ医療圏内のことなる医療機関で研修を行えば，研修中の専攻医がスムーズな施設間連携のキープレーヤーにもなり得る.

## キーワード

統合的ケア（Integrated care），垂直統合（Vertical integration），水平統合（Horizontal integration）

## 現状

### 1）佐久病院総合診療科設立および「再構築」の経緯

佐久病院は，昭和 19 年に産業組合によって 20 床の病院として開設された．翌昭和 20 年に故若月俊一先生が赴任してからは，「農民とともに」の精神で医療および文化活動を実践しながら，地域や社会のニーズに応えるために病院の機能を拡張していった．昭和 29 年には医療過疎地であった佐久の南部地区に小海診療所を開設する一方，病院は昭和 30 年に佐久総合病院と名称を改め，昭和 57 年には総病床数 1003 床の巨大病院に発展していた．病院には若月先生の理念に惹かれた若者が全国から集まり，第一線医療（プライマリ・ケア）と高度専門医療という「二足のわらじ」を包括的に担ってきた．しかし医療の専門分化がすすんだ影響で，第一線医療と高度専門医療を一人の医師が同時に提供する，つまり「二足のわらじ」を履く事が難しくなっていった．また，小海診療所や周囲の国保診療所に赴任する医師を確保する事も困難となっていた．解決策の一つとして，第一線医療を専門的に担う部門の創設および医師集団の養成が構想された．院内で議論を重ねた結果，平成 9 年に「総合外来」が新設され，その後平成 12 年に「総合診療科」が発足した．総合診療科は，初診患者の外来診療や高齢者・common disease 症例・原因不明症例の入院診療を担当する部門として，院内での地位を少しずつ確立していく．そして診療所や病院で働く総合診療医を育成するために，平成 13 年から後期研修プログラムを運営している．

総合診療科の開設と同じ時期，病院は建物設備の老朽化が進んで建替えの必要性が高くなっていた．またその頃，佐久病院の診療圏は徐々に拡大して長野県東部（東信地域）全体におよぶようになり，医療の高度専門化も進んで，地域の中で佐久病院だけが「二足のわらじ」を履き続ける事の難しさにも直面していた．そういった状況を打開するために，平成 12 年頃から地域全体の医療供給システムを見直す「再構築」の検討が始まった．「二足のわらじ」を地域全体で履こうという試み

である．院内だけでなく，地域の市町村・医師会・住民らとの対話や議論を重ねた結果，平成 26 年に救急・急性期医療と専門医療に特化した紹介型病院である「佐久医療センター（以下センター）」を新たに開設した．そして現在は，従来の佐久病院を引き継いで第一線・一般医療とリハビリ・慢性期医療を行う「佐久総合病院（以下本院）」と，平成 15 年に小海日赤から移管した小海分院などとあわせて，佐久市およびその南部地域に様々な規模の医療機関をもつ佐久病院チームを形成している（**Box 1**参照）．

### 2）佐久病院チーム各施設における総合診療医の役割

まず本院においては，総合外来で初診患者を診察し，初期研修医の外来研修を指導している．病棟では common disease 症例や不明熱など診断が確定していない患者を担当し，研修医が主治医として患者を担当してそれを指導医がサポートするという体制をとっている．また在宅療養患者の訪問診療や入院した際の担当医としても重要な役割を担っている．

小海分院と周辺の診療所では，総合診療医が中心となって第一線医療を実践している．佐久病院関連の老健や特養も含めて，地域全体の要介護状態患者・家族を支えるネットワークを形成している．

センターには総合診療科は存在しないが，救命救急センターに総合診療医がいて，診断確定の難しい症例や，高齢で多くの問題を同時に抱えている症例に対応している．また感染対策や緩和ケアなどの横断的な活動において，総合診療医が活躍している．

佐久病院チームの後期研修プログラムに所属して総合診療医を目指す専攻医は，本院・小海・センターのすべての施設で研修を行っている．

### 3）施設間連携における総合診療医の役割

本院や小海分院・診療所で総合診療医が対応した初診患者や普段外来・訪問診療で定期的に診療している患者のうち，専門的な治療が必要な症例に関しては，センターの各専門科に紹介して

いる．そして逆にセンターで救急対応や専門治療を行った患者のうち，リハビリや退院調整が必要な症例に関しては，本院や小海分院に転院して総合診療医が対応し，必要に応じて退院後のケアや訪問診療も行っている．

こうした本院や小海分院・診療所とセンターとの連携は，「Integrated care（統合的ケア）」というコンセプト[1]における「Vertical integration（垂直統合）」に該当する．一方，本院や小海分院・診療所で要介護状態の方を地域で支えるために行っている多職種連携は，「Horizontal integration（水平統合）」に該当する．地域包括ケアの時代において，総合診療医は垂直統合と水平統合の両方の軸で活動する「扇のかなめ」のような役割が期待されており，佐久病院チームの総合診療医はその役割を担っていると言える．

## 病院総合診療医の教育への提言

地域包括ケア時代の病院総合診療医には，統合的ケアにおける垂直統合と水平統合の両方の軸で活動する事が期待されている．その期待に応えることが出来る総合診療医を育てるためには，一次医療機関から高度専門医療機関まで，機能や規模の異なる医療施設で経験を積む事が重要である．実際に働く中で，それぞれの施設で総合診療医に求められている役割を明確に理解出来るようになると考える．また研修施設のスタッフとは，お互い顔の見える関係を築くことが出来る．

今回提示した佐久病院チームのように，総合診療医を目指す専攻医が同じ医療圏の異なる医療施設で研修を行えば，専攻医がスムーズな施設間連携を行うためのキープレーヤーとなる事が可能である．それは専攻医にとって有益というだけではなく，結果としてその医療圏の地域包括ケアの質向上も期待出来るのではないだろうか．

参考文献
1) Valentijn P, et al. Understanding integrated care: a comprehensive conceptual framework based on the integrative functions of primary care. International Journal of Integrated Care. 2013,13,1,655-679.

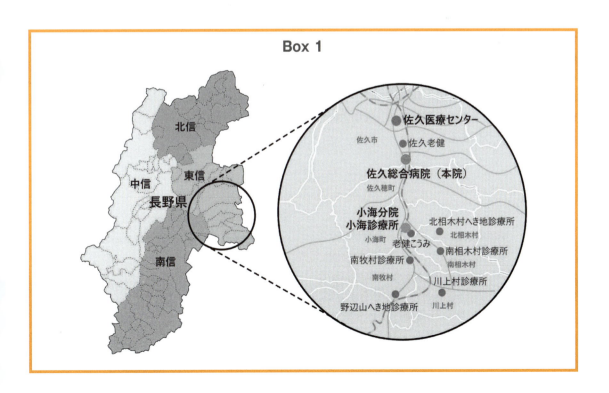

Box 1

# 3 精神科境界領域と病院総合医
## Boundary region of psychiatry and hospital generalist

金井　貴夫
東千葉メディカル センター　総合診療科

Takao Kanai, MD
Department of General Medicine,
Eastern Chiba Medical Center

〒 283-8686　千葉県東金市丘山台三丁目６番地２
E-mail：tkanai@mti.biglobe.ne.jp

## 提言

● 病院総合医は，精神科医がいない病院で勤務することが多くなるため，自らの守備範囲を広げつつ，地域連携・多職種介入を視野に入れた対応能力を身につける.
● うつ病（軽症〜中等症）と不安障害，身体症状症，睡眠障害を診療できるようにする.
● 自殺未遂，パニック発作，アルコールや物質の中毒・乱用などの精神科救急の患者では，救急から精神科専門医へのつなぎの役割を担う
● 入院患者ではせん妄の診断と治療を適切に行うことができるようにする.

## 要旨

　日本では，精神疾患を有する患者の数は増加する一方である. 中でも，抑うつ，不安，身体症状性，認知症，せん妄，睡眠障害は極めて common な病態であり，病院総合医が遭遇する機会が多い. また，病院総合医が精神科救急に携わる機会は少なくない. 一方，現行の卒前・卒後の医学教育では，病院総合医を含む総合診療医やプライマリ・

ケア医が，それらに対する十分な対応能力を身につけることができるとは言い難い. 精神科病院を除く一般病院で勤務する精神科医は減少傾向であり，病院総合医は常勤精神科医のいない病院で勤務する可能性が高い. このような現状の中，精神疾患が過小診断され，適切に対応されていないことが多い. より優れた病院総合医の育成のために，精神科領域の卒前・卒後教育の充実，精神科医との連携，睡眠医学や緩和医療・精神腫瘍学・リエゾン精神医学・自殺企図者への対応などの精神科救急など横断的領域への理解が不可欠である.

## キーワード

医学教育 (medical education)，うつ病 (depression)，精神科救急 (psychiatric emergency)，認知症 (dementia)，リエゾン精神医学 (liaison psychiatry)

## 現状

　日本では，この十数年で精神疾患を有する患者数は増加する一方である. 厚生労働省の調査に

よると，精神疾患を有する総患者数は，1999 年の 204.1 万人から 2014 年には 392.4 万人に 2 倍近く増え，特に，アルツハイマー病が 18.4 倍，気分障害（うつ病や躁うつ病）が 2.5 倍，神経症性障害，ストレス関連障害及び身体表現性障害が 1.7 倍と増えている**（Box 1）**[1]．

うつ病，パニック障害などの不安障害，身体症状症，せん妄，睡眠障害は，外来でも病棟でも極めて common な疾病・病態であり，総合診療医が遭遇する機会が多い．うつ病の患者の多くが，食欲不振，頭痛・頭重感，便秘，倦怠感・疲労，不眠などの身体症状を呈し，その 9 割が初診時には内科などの身体科やプライマリ・ケア医を受診している[2]．身体疾患を有する患者では，健康人に比べて，大うつ病は 2 〜 3 倍，パニック障害や身体化障害で 10 〜 20 倍，物質依存で 3 〜 5 倍の頻度で多く認められ，せん妄は入院患者の約 15 〜 30％に認められる[3]．さらに，慢性身体疾患を有する患者が，何らかの精神疾患に罹患する生涯有病率は 40％を超え，物質依存，気分障害，不安障害の順で多い[4]．

一方，プライマリ・ケア医が精神障害の診療を行う際，治療からの脱落が多く[5]，治療が一定の水準に達していない[6] といった問題点が指摘されている．

病院総合医は一次・二次救急に携わる機会も少なくない．救命救急センターのみならず，二次救急医療機関へ搬送される患者の 1 割程度（7.8 〜 14.4％）が精神疾患を合併していると報告されており，急性アルコール中毒や過換気症候群，薬物中毒，自殺企図等のケースが多い[7, 8]．こうした精神科救急のケースは受入を謝絶されがちで現場滞在時間が有意に長くなっており，プレホスピタルでは重要な問題となっている[9]．

病院総合医が，精神科的問題に関して気軽に相談できる精神科医の存在が重要である．しかし，一般病院や総合病院の精神科に勤務する精神科医が減少しており，全国の総合病院精神科医の約 1/5，精神保健指定医の約 1/4 が，東京，神奈川に集中している．さらに，各都道府県で，精神科医師の 6 割が県庁所在地に集中しており，各地方で都市部への偏在が生じ，二次医療圏内で総合病院の精神科にアクセスできない医療圏が 33.8％も存在している[10]．

日本の病院数は，2015 年 10 月 1 日現在，8,442 施設あり，うち精神科病院は 1,064 施設，一般病院は 7,416 施設である．それら一般病院のうち，精神科を標榜している病院が 17％，心療内科を標榜している病院が 3％（重複計上）であり，精神科もしくは心療内科を標榜していない病院の方が

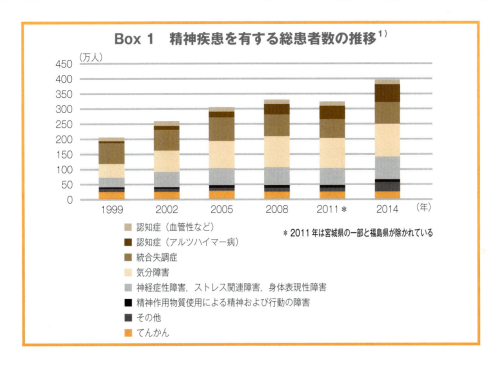

Box 1　精神疾患を有する総患者数の推移[1]

＊2011 年は宮城県の一部と福島県が除かれている

凡例：
- 認知症（血管性など）
- 認知症（アルツハイマー病）
- 統合失調症
- 気分障害
- 神経症性障害，ストレス関連障害，身体表現性障害
- 精神作用物質使用による精神および行動の障害
- その他
- てんかん

圧倒的に多い[11]. しかも, これらを標榜している病院でも精神科常勤医師がいる病院はさらに少ないと言われており, 日本総合病院性精神医学会が2012年に行った全国調査では62.7%（アンケートの回答があった精神科を標榜する一般病院908施設のうち, 常勤医師がいる病院が570施設）であった[12]. すなわち, 病院総合医が病院勤務を行うとき, 精神科や心療内科を標榜していない病院や常勤・非常勤も含めて精神科医のいない病院で勤務する確率は高く, 特に地方ではその傾向が強くなる. Box 2 に, 一般病院と精神科を標榜する病院, 常勤精神科医師がいる病院, 精神科診療所, 精神科病院の数的関係を示す.

## 病院総合診療医の教育への提言

総合診療医が遭遇する頻度の高い, うつ病, 不安障害, 身体症状症, 睡眠障害, せん妄, 精神科救急に関して自信をもって診療できるようにすることを目標にする.

現行の卒前・卒後の医学教育では, 病院総合医を含む総合診療医に対して, 精神科領域における十分な対応能力を身につけることができるトレーニングシステムが提供されているとは言い難い.

卒前・卒後のいずれの教育においても, 卓越した精神科医に陪席し, 外来及びリエゾンのフィールドを使った参加・実践型の教育をすべきである. 総合診療専門医や内科専門医のプログラムにおいては, 精神科は必須ではないが, 自主的に最低3か月は重点的に研修すべきである. 短期研修後も精神科医から継続的にスーパービジョン・支援を受けることにより, 診療レベルは確実に向上していく. 精神科医から定期的・継続的にスーパービジョンを受けることは, ベテランの総合診療医の生涯教育にとっても有用である.

外来トレーニングでは, 傾聴の仕方や適切なコミュニケーション技法を学ぶことが前提となる. 支持的精神療法や認知行動療法の本質をマスターし, 簡単な精神療法を実施できるようにする. これらの技能は, 精神科診療レベルの向上をもたらすのみならず, 生活習慣病やアルコール依存症の

患者の行動変容を促し, 総合診療医にとって極めて有用である.

外来の初診患者に対して積極的に予診をとることも強くお勧めしたい. 精神科指導医による本診察の前に予診をとることで得られるものは大きい.

リエゾンのフィールドでは, 緩和医療, 精神腫瘍学やリエゾン精神医学に関して, 医学的観点のみならず, チーム医療や多職種連携の醍醐味を体験し, その重要性を認識して欲しい. そこでcommon な病態であるせん妄はマスターしておくべきである.

パニック発作などの過換気症候群, アルコールや物質の中毒・乱用の患者, 自殺企図者への対応など精神科救急に関しては, 日本臨床救急医学会が主催している PEEC（Psychiatric Evaluation in Emergency Care）コースの受講をお勧めする. このコースでは, 精神科的問題を有する救急患者に対して標準的な初期診療を行うために必要な医学的知識, 接遇法, 入院管理, リソースの有効活用, 精神科専門医へのつなぎ方を半日間のワークショップで身につけることができる.

精神医学の学びによって, 心身相関への理解が進み, 生物学的・精神心理学的・社会学的側面を統合してバランスよく全人的・包括的に患者を把握する視点が醸成されることをお約束し, 結びとしたい.

参考文献

1）厚生労働省. 厚生労働省障害保健福祉部作成「患者調査」より.
http://www.mhlw.go.jp/file/05-Shingikai-12201000-Shakaiengokyokushougaihokenfukushibu-Kikakuka/0000108755_12.pdf

2）三木治. プライマリ・ケアにおけるうつ病の実態と治療. 心身医学. 2002年, 42巻, 9号, p585-591.

3）Cartesian Solutions. The next generation of physical & mental health/sub-stance use disorder services.
http://www.cartesiansolutions.com/index.htm.

4) Wells KB, Golding JM, Burnam MA. Psychiatric disorder in a sample of the general population with and without chronic medical conditions. Am J Psychiatry. 1988, 145(8):976-81.

5) Olfson M, Mojtabai R, Sampson NA. et al.: Dropout from outpatient mental health care in the United States. Psychiatr Serv, 60:898-907, 2009.

6) Trivedi MH, Lin EH, Katon WJ: Consensus recommendations for improving adherence, self-management, and outcomes in patients with depression. CNS Spectrums,12: 1-27, 2007.

7) 松岡豊, 川瀬英理, 西大輔. 三次救急医療施設における精神的問題に関するデータベース研究. 保坂隆編：平成16年度厚生労働科学研究費補助金（こころの健康科学研究事業）「自殺企図の実態と予防介入に関する研究」総括研究報告書. 2004年, p94-101, 2004.
http://ikiru.ncnp.go.jp/report/hosaka16/hosaka16-6.pdf

8) 芳賀佳之, 角田修, 佐藤洋子, 仙波純一. ER型救急病院における精神疾患合併例への対応の問題点. 臨床精神医学. 2009年, 38巻, 9号, p1233 -1238.

9) 石橋カズヨ. 自傷行為 自殺者3万人の時代に, 救急医療ができること 自傷行為者の搬送・プレホスピタルで抱える救急隊の困りごと. EMERGENCY CARE. 2009年, 22巻, 2号, p170-174.

10) 藤原修一郎. 総合病院精神科再生の処方は可能か？日本精神神経学会誌. 2008年, 110巻, 11号, 1082-1089

11) 厚生労働省. 平成27年(2015)医療施設(動態)調査・病院報告の概況.
http://www.mhlw.go.jp/toukei/saikin/hw/iryosd/15/dl/gaikyo.pdf

12) 厚生労働省. 第1回 精神障害者に対する医療の提供を確保するための指針等に関する検討会. 2013年.
http://www.mhlw.go.jp/stf/shingi/2r98520000037jdi-att/0000013406.pdf

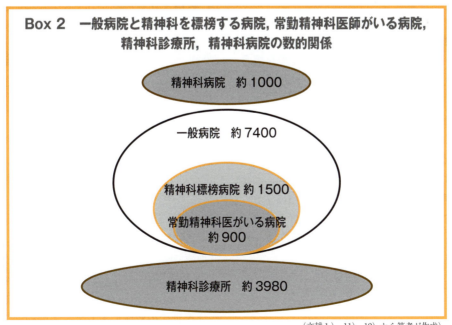

Box 2　一般病院と精神科を標榜する病院, 常勤精神科医師がいる病院, 精神科診療所, 精神科病院の数的関係

（文献1), 11), 12) から筆者が作成）

# 4 病院を主な活動の場とする「総合診療医」の地域包括ケアにおける役割

## Generalist role for Community-based integrated care systems

木村　琢磨

北里大学医学部　地域総合医療学 教授
北里大学東病院　総合診療・在宅支援センター長

Takuma Kimura MD MSCE PhD,
Department of Community and Family Medicine, Kitasato
University School of Medicine, 1-15-1 Kitasato, Minami-ku,
Sagamihara 252-0374, Kanagawa 252-0374, Japan.

〒252-0374　神奈川県相模原市南区北里1-15-1
E-mail：takumak@med.kitasato-u.ac.jp

## ▌提言

● 「主治医機能」について退院時などにアセスメントし，「患者の舵取りや主治医機能を担う"主治医"」を誰が担うか患者サイドと十分に相談する．

● 「多職種連携におけるメディエーター」として地域で顔の見える関係を構築する．

● 「次世代の育成」として，多職種の学生・研修生が実際に地域の現場へチームで出向き，患者サイドの視点で実習・研修することを推進する．

● 「総合診療医」が地域包括ケアにおける「患者に立脚したアウトカム」にどのように寄与したかをエビデンスとして明らかにする．

## ▌要旨

筆者は，「総合診療医」の地域包括ケアにおける役割は，「高齢者の主治医機能」「多職種連携におけるメディエーター」「次世代の育成」の3点に集約されると考える．

「高齢者の主治医機能」については，何らかの疾患を有する高齢者は「患者の舵取りや主治医機能を担う"主治医"」と「疾患に対して専門的・重点的に関わる"主治医"」の両方を持つこと（「二人主治医制」）が望ましく，これを「総合診療医」が推進する．

「多職種連携におけるメディエーター」について「地域で顔の見える関係を構築する」などを徹底し，ケア移行が生じても ACP(Advanced care planning)を含めた医療情報が継続されることを意識する．

「次世代の育成」として，多職種の学生・研修生チームに地域で学んでもらう環境作りを行う．

## キーワード

高齢者，主治医機能，多職種連携，メディエーター，次世代の育成

## はじめに

　超高齢社会の日本では地域包括ケア（＊用語解説1）を構築することが喫緊の課題である．新専門医制度で19番目の基本領域専門医となった「総合診療医」は，外来・病棟・在宅・介護施設の全ての場で診療する臨床能力を有し，医療・介護・福祉・予防に明るいことが掲げられており，地域包括ケアで活躍する医師として期待されている．これには診療所のみならず病院における「総合診療医」の役割も大きい．

　筆者は，「総合診療医」の地域包括ケアにおける役割は，「高齢者の主治医機能」「多職種連携におけるメディエーター」「次世代の育成」の3点に集約されると考える．本稿では，病院を主な活動の場とする「総合診療医」の地域包括ケアにおける役割の現状と提言について私見を述べる．

## 現状

　我が国では押し並べて超高齢化が進展しているが，それには大きな地域差がある．地域包括ケアは地域の特性に応じて構築される必要があり一概に述べることはできない．そのため本稿では，筆者が神奈川県相模原市（＊用語解説2）で北里大学医学部地域総合診療医学で行っている活動をふまえ，病院を主な活動の場とする「総合診療医」の地域包括ケアにおける役割の現状について述べる．

　「高齢者の主治医機能」については，外来へ継続的に通院している患者，病棟患者（北里大学東病院総合診療・在宅支援センターで他に行っている訪問診療を行う居宅の患者，施設の患者の臨床も含め）では緊急時も含めてほぼ担えていると自己評価している．しかし，外来へ継続的に通院していても複数の診療科（同一医療機関である場合と異なる医療機関の場合がある）へ通院している場合には，我々が認識しないうちに患者にとって望ましくない医療介入がなされたり，患者サイドの意思で他の診療科や医療機関に紹介状がないまま受診することもある．

## 提言

　地域包括ケアは，先述の様に地域特性に応じて構築される必要があり，本稿で念頭においている神奈川県相模原市も「都市部」「中山間地域」の双方を有すため，同一市内で異なる形態となってしかるべきである．そもそも，病院を主な活動の場とする「総合診療医」の立ち位置や役割は，多くの要因，とくに「総合診療医」と院内や地域の臓器・領域の専門診療科の医師（とくに内科系）との人数バランス，院長レベルの理解とリーダーシップの度合いなどによって大きく異なる面がある．そのため一概には言えないが，病院を主な活動の場とする「総合診療医」の地域包括ケアにおける役割の提言について私見を述べる．

　第一に「高齢者の主治医機能」については，退院時などにアセスメントし，「患者の舵取りや主治医機能を担う"主治医"」（外来への定期通院のみならず在宅医療にも対応することが望ましい）を誰が担うか患者サイドと十分に相談するべきで

---

### ＊用語解説1：地域包括ケア

　高齢者が要介護状態となっても，尊厳の保持と自立支援のもとで，住み慣れた地域で自分らしい生活を人生の最期まで続けることができるための地域における包括的な支援・サービス提供体制のことをいう．

---

### ＊用語解説2：神奈川県相模原市

　人口72万人の政令指定都市で，県の保健医療計画では市全体が一つの二次医療圏として設定されている．「平成の大合併」により，交通網が発達し商業施設等も多い「都市部」と，自然豊かな「中山間地域」（旧4町）が共存している．

ある．その際，元々，地域の診療所などに同主治医がいれば優先する．

我が国の医療システムでは，高齢者であっても元々は「患者の舵取りや主治医機能を担う"主治医"」がおらず，「疾患と診断されること」を契機に初めて"主治医"を持つ人が少なくない．そして，高齢者が病院にかかった場合，一部の感染症などを除いて完全治癒が困難で，悪性腫瘍，内部障害（心不全，呼吸不全など），難病などの疾患を診る"主治医"を持つようになるのである．この場合の"主治医"は，「疾患に対して専門的・重点的に関わる"主治医"」，つまり，定期的に専門外来を予約受診することによる当該疾患に対する専門的治療（方針決定や説明を含む）と，病状変化への対応（緊急時や入院を含む）を担う主治医である．我が国では，この「疾患に対して専門的・重点的に関わる"主治医"」（多くの場合は病院における）のみを持ち，「患者の舵取りや主治医機能を担う"主治医"」のいない患者が驚くほど多いように思う．患者の中には，「疾患に対して専門的・重点的に関わる"主治医"」が「患者の舵取りや主治医機能を担う"主治医"」の機能も担い，"何でも診てくれる"と考えている（信じている）方も多く，もちろん，そのような"親切で質の高い医師"がいる側面もある．

まず，筆者は，今後，高齢者が増加し続ける現状では，「疾患に対して専門的・重点的に関わる"主治医"」のみしかいない高齢者は，「患者の舵取りや主治医機能を担う"主治医"」も持つことが望ましいように思う．換言すれば「二人主治医制」で，これは患者サイドにとって「効率的で質の高い医療」へ繋がるであろう．病院の「総合診療医」は，高齢者が病院を受診する際に地域や院内の窓口となることが多いので，高齢者に「二人主治医制」が構築されるようにコーディネートするべきである．

つぎに，地域の診療所や病院に「患者の舵取りや主治医機能を担う"主治医"」の候補がいない患者で，とくに入院を繰り返す患者などの場合には，病院の「総合診療医」が同主治医を担うこともあり得る．高齢者では，終末期などで在宅看取りの方針が明確である場合を除いて，医学的に入院適応となることが比較的よくある．ただし入院の際は，「疾患に対して専門的・重点的に関わる"主治医"」とどちらの"主治医"が"入院時の主治医"となるか十分に吟味する必要性が出てくる．

さらに，専門診療科の必要性が比較的低かったり（終末期を含む），病院に「疾患に対して専門的・重点的に関わる"主治医"」が複数いて，様々なアウトカム（入院のリスクを含む）を念頭においた診療（意思決定支援を含む）が優先される高齢者には，「総合診療医」が「疾患に対して専門的・重点的に関わる"主治医"」と「患者の舵取りや主治医機能を担う"主治医"」を一括して，単独の"主治医"となることも考慮する．もちろん患者サイドの意向を常に重視することが前提となる．

第二に「多職種連携におけるメディエーター」については，まず「地域包括ケアにおける垂直統合」を「地域で顔の見える関係を構築する」などして徹底する．また，我が国では，現在の医療政策に忠実であればあるほど，ケア移行，つまり患者が医療サービスを受ける場が移行することが生じる．その際に，ACP(Advanced care planning)を含めた医療情報の継続（Informational continuity）の担保を強く意識したい．

また近年は，我が国で今後も増加し続ける「高齢者のみの世帯」「独居高齢者」が，医療的な理由というよりも「生活破綻」「困った時に相談する人がいない」などのために病院，とくに救急外来を"不適切に利用"するケースが増加しているように思う．この様な患者や家族に対する介入について地域包括支援センターや行政（地域ケア会議を含む）と連携したり，住民に対してカフェや健康教室で啓蒙する活動も必要となる．

第三に「次世代の育成」については，実際に地域の現場へ医学生・研修医，薬学部生，看護学部生，リハビリテーション専攻の学生などがチームで出向き，患者サイドの視点で実習・研修を行うことが推進されるべきである．これは，先述の「地域包括ケアにおける水平統合」を実体験から

学ぶことに繋がるであろう．我々の試みでは，これらの経験によって「地域包括ケアにおける規範的統合」，つまり患者を診る際の価値観の共有というべき「患者に対するケアの方向性やゴールの設定」「地域で療養している際に医療機関へ連絡する基準」も自然に醸成されてくることを実感している．

また，病院の医師，とくに臓器・領域の専門医は「地域包括ケア」への理解が良好ではないことが多いと思うので，その啓蒙は「総合診療医」の役割である．これは臨床を円滑にするのみならず，我が国の現状では「大（学）病院などの臓器・領域の専門医が，医師のライフサイクルとして近い将来，地域で"総合診療医的な臨床"を行う可能性が十分にあり得る現実」を強く意識しての提言である．

最後に第四として，病院を主な活動の場とする「総合診療医」が地域包括ケアにおける「患者に立脚したアウトカム」にどのように寄与したかをエビデンスとして明らかにすることが本質的には求められている様に思う．「多種多様な臨床問題」が「多様な構成メンバー（住民，多職種）」で取り扱われる地位包括ケアの現場では，まず質的研究による研究仮説の生成（探索）を行い，つぎに量的研究による研究仮説の検証を行うことが必要である．

## おわりに

「地域包括ケアとかけて総合診療の臨床と解く」，その心は「どちらも言うが易く概念的には理想だが，その具体的な構築法・実践法は不明確であり多くの困難を伴う」．筆者はこれが現状であると考えるが，「地位包括ケアに総合診療医として向き合っていく積み重ね」のみが，専門医に位置付けられた「総合診療医」の地域包括ケアにおける役割の明確化や，地域包括ケアの構築，ひいては住民の生活向上に繋がることを確信している．筆者自身も少しばかりの臨床実践を続けることを誓いつつ筆を擱きたい．

---

### Box 1 　総合診療医の地域包括ケアにおける役割

**1.「高齢者の主治医機能」**
・退院時などにアセスメント
・「疾患に対して専門的・重点的に関わる"主治医"」のみを持つ患者へ，「患者の舵取りや主治医機能を担う"主治医"」を持つことについて相談
・「総合診療医」が一括して「疾患に対して専門的・重点的に関わる"主治医"」と「患者の舵取りや主治医機能を担う"主治医"」を兼ねた"主治医"となるかについて，専門診療科の必要性，患者の意向，終末期か否かなどを考慮したうえで検討

**2.「多職種連携におけるメディエーター」**
・院内の臓器・領域の専門医へのコンサルト・リファーや多職種との連携

・地域包括ケアにおける「垂直統合」「水平統合」「規範的統合」の実践
（これらは「次世代の育成」とも関連する）

**3.「次世代の育成」**
・医学生，初期研修医，専攻医の教育・研修（地域実習や地域保健・医療研修）
・多職種の学生などがチームで地域へ出向き，患者サイドの視点で実習・研修するための環境作り

**4.「総合診療医」の地域包括ケアにおけるエビデンスを提示**
・「患者に立脚したアウトカム」を設定
・質的研究で探索（仮説の生成）したうえで，量的研究で仮説を検証

# 5 地域包括ケア病棟における
# 病院総合医の役割

## Task of hospitalists in ward of integrated community care

矢吹 拓

国立病院機構　栃木医療センター内科医長

Taku Yabuki. MD

〒 320-8580　栃木県宇都宮市中戸祭 1-10-37
E-mail：tyabu7973@hotmail.com

## ▌提言

● 地域包括ケア病棟は，急性期病棟診療と在宅 /
施設診療を橋渡しする地域への窓としての役割が
ある．
● 病院総合医は地域包括ケア病棟で中心的役割
を果たし，高齢者特有の諸問題に対応していく
必要がある．
● 地域包括ケア病棟では，横断的な連携カンファ
レンス，レスパイトケア，リハビリ，ポリファー
マシー対応などの取り組みは重要である．

## ▌要旨

　2014 年に地域包括ケア病棟が創設され，各地で
急性期病床からの移行が進んでいる．急速な高齢
化を背景に，「病院完結型」から「地域完結型」
医療への転換が進む中，地域包括ケア病棟は，
病院と地域の橋渡し役としての役割を果たす病棟
として期待されている．地域包括ケア病棟では，

施設や自宅に帰るために調整が必要な患者が入院
していることが多く，単純な生物医学的な理由だ
けではなく，精神疾患，社会経済背景などの多
因子が関連していることが退院困難な理由に
なっている．病院総合医の様な Multimorbidity
（多疾患併存）への対応や BPS（Bio-Psycho-Social）
モデルを用いた対応に長けた医師が中心的役割を
果たすことが期待される．
　地域包括ケア病棟で病院総合医が提供できる
ケアは非常に幅広く，入院期間をある程度確保
できることから可能になることも多い．特に地域
連携，レスパイトケア，ポリファーマシー対応
などの高齢者特有の健康問題において，多くの
可能性を秘めていると言えるだろう．また，病院
総合医が病院内のみならず地域の診療所等に
積極的に出て行くことは，更なる連携強化に
繋がり，病院の枠にとらわれない新たな病院総合
医のモデルとなり得るかもしれない．

## キーワード

地域包括ケア病棟（Ward of integrated community care），病院総合医（Hospitalists），レスパイトケア（respite care），ポリファーマシー（Polypharmacy）

## はじめに

　地域包括ケアは「高齢者が重度の要介護状態になっても住み慣れた地域で暮らし続けられるように，住まい・医療・介護・予防・生活支援を一体で提供すること」と定義されている[1]．超高齢化社会を迎えた我が国では，今後の医療介護を支えていく上で重要な概念の一つであり，その推進のために各地方自治体や市民レベルで様々な取り組みが行われている．2014年度の診療報酬改訂時には，この地域包括ケア構想の一環として地域包括ケア病棟が創設された．これは，急性期医療を終えた患者が，自宅や施設に退院する前にある程度の期間の療養を可能とした病棟である．本稿では地域包括ケア病棟の概要，地域包括ケア病棟で働く病院総合医の役割やその具体例について考察していく．

## 地域包括ケア病棟とは

　地域包括ケアの歴史を紐解くと，1930年代に高齢者総合評価（Comprehensive Geriatric Assessment：CGA）を提唱したMarjory Warrenまでさかのぼる[2]．Warrenは"老年医学の母"とも呼ばれ，高齢者を生物医学的な見地のみならず，生活機能・精神機能・社会/環境といった複数の視点から総合的に評価することを提唱した．彼女は，高齢者専用病床（Geriatric Unit）を創設し，入院中の高齢者のADLや認知機能を評価しつつ，リハビリ，居住環境の改善，チーム医療の実践，医療の継続性担保のため，在宅医療との継続性を重視することで，長期入院していた多くの高齢者を自宅や施設に退院させることに成功した．現在，地域包括ケアの中で重視されている，

医療・介護の統合，専門職間の情報共有，様々なレベルでの統合の先駆けと言える取り組みであり，現代医療においても参考にすべきことが多い．

　2014年に新設された地域包括ケア病棟は，急速な高齢化を背景に，病院と地域の橋渡し役としての役割を果たす病棟として期待されている．これは，「病院完結型」から「地域完結型」医療への転換を視野に入れ，地域包括ケアを各地域で推進していくためであるとされている．ただし，今回の新設の大きな理由の一つは，増えすぎた急性期病院に対する施策であり，医療費抑制の意味合いが大きい．一般的に7対1看護を算定する急性期病床は，入院患者の診療報酬単価が高く，2014年時点で約36万床と病床区分において多くの部分を占めていた．これが医療費増加の一因となっており，7対1看護の算定要件を厳しくすることで急性期病床を減らし，医療費抑制を目指しているというのが国の狙いであろう．それと関連して，病床機能報告制度も開始されており，各病院は自施設の病床を，「高度急性期」「急性期」「回復期」「慢性期」の4区分で報告することが求められている．実際に国は2025年までにこれら一般の「急性期」病床を18万床まで絞り込んでいくことを目指しており，急性期病院で治療を受けた後の受け皿として，地域包括ケア病棟が新設されたというのが主な理由である．地域包括ケア病棟の特徴として，在宅復帰率70%以上，診療報酬内にリハビリが包括されている，などがある．厚生労働省が提示した地域包括ケア病棟の概念図をお示しする（**Box 1**）．

　実際に，7対1看護の基準を満たせなくなった急性期病床が，病棟単位で地域包括ケア病棟へ移行した例が多く見られている．

## 病院総合医の役割

　地域包括ケア病棟では，基本的には高齢者で自宅に直ぐに戻ることが出来ない患者が入院されることが多い．具体的な疾患としては，認知症やフレイルが基礎にある高齢者の肺炎，心不全などの急性期疾患，転倒などを契機に発症した骨折，

後遺障害を残した脳血管障害などであり，入院を契機に ADL が低下した患者が多い．内科疾患に留まらず，整形外科疾患や脳外科疾患など，各種専門診療科の患者が，リハビリや退院調整を必要として地域包括ケア病棟に転床となる．これらの入院理由は，単純な生物医学的な理由だけではなく，Multimorbidity（多疾患併存）や精神疾患，社会経済背景など多因子が関連していることが退院困難な理由になっていることも多い．

　誤解を恐れずに言えば，地域包括ケア病棟に転床になる時点で，各科専門医の専門性が必要になる状態は既に終わっていることが多く，専門医も所謂"転院待ち・退院待ち"の状態になっていることがほとんどである．一方で，退院できないのにはそれなりの理由があることも多く，総合的な視点で患者の全体像を把握できる病院総合医が大きな役割を果たすのではないだろうか．後述する具体的な取り組みは，診療科横断的な取り組みであり，比較的時間が確保でき，患者の全体像を把握して対処することができる地域包括ケア病棟は，むしろうってつけの場所と言えるかもしれない．もちろん，病院総合医のみならず，多職種連携による横断的介入が不可欠であり，看護師，リハビリ，薬剤師，医療ソーシャルワーカーなど多くの職種が連携し，問題解決にあたることが望ましい．

## 具体的な取り組み

　ここからは，病院総合医が地域包括ケア病棟で取り組む具体例について，栃木医療センター（以下当院）での事例を参考に紹介しながら考察していく．当院は 2014 年から地域包括ケア病棟を立ち上げ，総合内科医を中心に病棟運営を行っていたが，現在は診療体制の変更から一般の急性期病床に戻している．当時の取り組み内容についてご紹介する．

### ①在宅医療との橋渡しとしての役割

　地域包括ケア病棟は，急性期医療後の自宅・施設復帰のための病棟として位置付けられている．当然退院や施設入所に向けて，様々な職種が有機的に連携しながら，それぞれの患者さんに最も合った療養場所の選定や療養環境の調整に努めていく必要がある．当院の病院総合医は，近隣の在宅診療所で非常勤医師として訪問診療を担当しており，在宅医療を担っている近隣の診療所と普段から連携を行っているのが強みである．

　また，退院前カンファレンスや看取り症例の振り返りである"デスカンファレンス"を通して，病院スタッフ，在宅スタッフが顔を合わせて話し合う機会が定期的にあることも，連携強化に一役買っているものと思われる．デスカンファレンスでは，亡くなった患者が自宅や施設の場合でも，

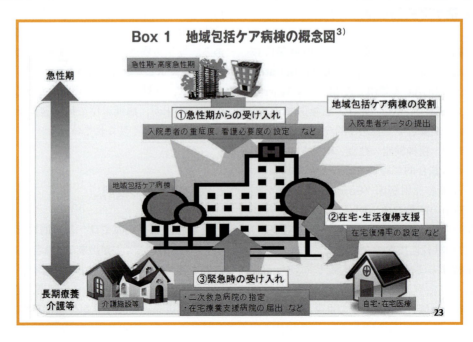

Box 1　地域包括ケア病棟の概念図[3]

病院の場合でも，それぞれ関係した多職種に声を
かけ，Jonsen の臨床倫理の4分割法[4]を用いて
振り返る取り組みを定期的に行っている．病院総
合医が司会を行い，医学的適応だけでなく患者の
意向や QOL など，多職種が情報を出しやすい
項目について話し合い，様々な参加者が自身の
関わりから意見を出すことができている．また，
参加者の語りを通して，思いの共有や，他者の
意見への気付きが促され，最終的にその後のケアに
繋がることを実感している．

このような定期的な顔の見える関係を医師のみ
ならず，多職種で構築していくことで，病院側
スタッフ・在宅スタッフともにお互いの考え方や
特性，苦手部分などを理解し，適切なタイミング
で紹介し合える関係性の構築に繋がる．

## ②レスパイトケアへの対応

病院から地域への一方向性のみならず，地域
からの病床利用を促進することもまた地域包括
ケア病棟の役割の一つである．制度上，在宅患者の
軽度急性期への対応などが求められているが，
同じ様にニーズが大きいのがレスパイトケアで
ある．人工呼吸器装着や頻回の喀痰吸引など，
医療的必要度が高い在宅患者では，一般的な
ショートステイやデイサービスの受け入れ先が
難しい現状がある．公的な受入が難しい場合には，
多くの医療行為を患者家族が担当していることも
多く，介護疲労が蓄積することで在宅療養の継続
が困難になることも散見される．その様な在宅
ニーズから地域包括ケア病棟でのレスパイト入院
対応は地域ニーズの充足として求められている
ケアの一つかもしれない．

レスパイトケアは，上述の通り介護者負担軽減の
意味合いが強いが，実際のところ本当の意味での
介護者負担軽減になっているかは疑問視されて
いる[5,6]．ただ，現実的に受け皿がない状況では
地域包括ケア病棟の様な比較的入院期間への影響が
少ない病棟での対応が可能である．当院では地域
包括ケア病棟開設後から，定期的にレスパイトケア
入院を引き受けているが，平均入院期間は10日
前後で，認知症や脳血管障害，神経変性疾患などで
寝たきりに近い状態の患者が利用されていた[7]．

## ③高齢者特有の問題

退院までにある程度時間がある地域包括ケア
病棟では，ADL 回復や転倒予防，せん妄対策
などを目的とした積極的にリハビリ介入を行って
いる．地域包括ケア病棟でのリハビリは，施設
基準として「1日平均2単位以上の提供」が義務
づけられ，「専従の理学療法士，作業療法士または
言語聴覚士が1名以上」という要件も付加されて
いる．積極的なリハビリ導入による認知機能や
生活機能を落とさず，適切な場所へ良いタイミ
ングで移行できるかが重要である．また，転倒
予防やせん妄対策などもリハビリも交えた多職種
で積極的に行っていく必要があり，単一介入と
いうよりも，複数の諸問題を包括的に評価・対応
する CGA の重要性を再考すべきだろう．

また，当院では地域包括ケア病棟において，服用
薬剤の多い患者への対応として，薬剤師や看護師，
医師を中心とした多職種連携チームである「ポリ
ファーマシーチーム」が活動している．2014 年
10月に発足した，この横断チームは，地域包括
ケア病棟に入院した患者全例に対して，看護師・
薬剤師が，スクリーニング基準として，①65歳
以上，②1週間以上の入院見込み，③内服薬5種
類以上を確認し，該当した場合に，患者さんおよび
ご家族に，パンフレットを用いて概要を説明して
いる．同意が得られた場合に，もともとの処方
医療機関に地域連携室職員が診療情報提供書の
送付を依頼し，その後，「ポリファーマシー外来」
の予約枠を取得し，担当薬剤師が受診までに，
詳細な既往歴や内服薬剤の内容，処方経緯を確認
し，処方解析を行っている．実際の「ポリファー
マシー外来」では，主に総合内科医が患者さん・
ご家族と面談・診察を行いながら，薬剤エビデ
ンスと患者・家族の薬への思いや希望を元に薬剤の
見直しを行っている．薬剤調整後は病棟看護師や
医師・薬剤師が多角的に体調変化を確認し，医師は
適宜フォローアップしながら段階的な薬剤調整を
行っている．複数回面談を重ねて調整していく方も
多く，退院時には地域医療連携室を介して，処方元
医療機関に診療情報提供および「ポリファーマシー
外来」の取り組み概要を送付している．この様な
薬剤の包括的な介入は，比較的入院期間が確保

されている地域包括ケア病棟では最適であり，また診療科横断的な対応が可能な病院総合医の腕の見せ所でもある．

## おわりに

　高齢化社会を迎え，病院内のみで完結するような従来型の医療形態では対応困難な症例が増えてきている．病院総合医が，地域包括ケア病棟の様な包括的マネージメントを提供する病棟に活躍の場を拡げていくことを期待している．更に，病院内のみならず積極的に地域との連携を考え，外に出て行く病院総合医の存在は地域にとって重要である．

参考文献

1）厚生労働省，社会保障制度改革国民会議 報告書，平成25年8月6日，http://www.mhlw.go.jp/file/05-Shingikai-12601000-Seisakutoukatsukan-Sanjikanshitsu_Shakaihoshoutantou/0000018783.pdf

2）Matthews DA.Dr.Marjory Warren and the origin of british geriatrics.J Am Geriatr Soc. 1984 Apr;32(4):253-8.

3）厚生労働省，平成25年度第2回入院医療費等の調査・評価分科会資料，平成25年5月30日 http://www.mhlw.go.jp/file/06-Seisakujouhou-12400000-Hokenkyoku/0000039380.pdf

4）Jonsen AR, Siegler M, Winslade WJ. Clinical Ethics—A practical Approach to Ethical Decisions in Clinical Medicine. McGraw-Hill Education / Medical; 7 edition, 2010.

5）Mason A,et al.The effectiveness and cost-effectiveness of respite for caregivers of frail older people.J Am Geriatr Soc. 2007;55:290-299.

6）Maayan N,et al.Respite care for people with dementia and their carers.Cochrane Database Syst Rev. 2014;1.

7）Komagamine J.Effectiveness and safety of inpatient respite care for caregivers of disabled patients in an acute care hospital. Geriatr Gerontol Int. 17(6),1033-1035.6,2017.

# 6 病院総合医と
# エンド・オブ・ライフケア
## Hospital generalist and end - of - life care

山本　亮

JA 長野厚生連佐久総合病院佐久医療センター
緩和ケア内科　部長

Ryo Yamamoto, M.D.
Saku Central Hospital Advanced Care Center,
Department of Palliative Medicine

〒 385-0051　長野県佐久市中込 3400-28
E-mail：sakupct@sakuhp.or.jp

## ▌提言

● 患者のいのちが終わる時まで，最善の生を生きることができるように支援を行っていくことは重要である．
● 身体症状をはじめとした様々な苦痛症状を緩和するスキルを身につけるため，一定期間緩和ケア病棟での研修を行う．
●「人生の最終段階における医療の決定プロセスに関するガイドライン」を参考にし，患者・家族の意思決定を支援する力を身につける．

## ▌要旨

　エンド・オブ・ライフケア（EoL ケア）とは，死が差し迫った状態になった患者とその家族に対し，その生が終わる時まで最善の生を生きることができるように支援する，いわば人生の終焉を迎える時期のケアである．質の高い EoL ケアに必要なことは，しっかりと症状緩和を行い，生を

全うできるようにサポートすることと，意思決定支援である．特に高齢者では，病からの完全な回復が難しいことも多く，治療方針の決定や，どこまで治療を行うべきか悩ましいケースも多い．EoL ケアが重要となる場面は，「ひとが死について考える場面」であり，このような場面に病院総合医が関わることは多いため，病院総合医が EoL ケアに精通しておくことは重要である．

　質の高い EoL ケアを行うためには，症状緩和のスキルをがん緩和ケアから学び実践できる力を身につけるとともに，意思決定支援のプロセスを理解し，実践できる力を身につけることが重要である．

## ▌キーワード

エンドオブライフケア（End-of-Life Care），アドバンス・ケア・プランニング（Advance Care Planning），意思決定支援（Support for decision making）

## 現状

エンド・オブ・ライフケア（End-of-Life Care：以下 EoL ケア）に明確な定義があるわけではないが，疾患名や年齢に関わらず，死が差し迫った状態になった患者とその家族に対し，その生が終わる時まで最善の生を生きることができるように支援する，いわば人生の終焉を迎える時期のケアのことを指す言葉である．我が国では「緩和ケア」はがんを中心に発展してきた歴史があり，また「早期からの緩和ケア」という言葉に代表されるように，必ずしも死が差し迫った状態に対するケアだけを指すわけではなく，EoL ケアは緩和ケアを含む幅広い概念と考えると良いだろう **(Box 1)**．

質の高い EoL ケアに必要なことは，大きく分けると2つある．まず一つめはしっかりと症状緩和を行い，生を全うできるようにサポートすることであり，もう一つはどのように生き，どのように最期を迎えたいかを話し合い，一緒に考えていく，意思決定の支援を行っていくことである．

EoL ケアが重要となる場面は，「ひとが死について考える場面」であり，このような場面に病院総合医が関わることは多い．例えば，加齢により嚥下機能が低下し誤嚥性肺炎で入退院を繰り返す患者の入院を担当することになった場面，脳卒中で寝たきり全介助となった患者の治療方針決定の場面，積極的抗がん治療が終了したがん患者の終末期の場面などである．このような場面で，しっかりとした症状緩和を行った上で，状況によっては看取りも含めたケアを行うこと，患者・家族の意向を十分に確認し，これから，どこで，どのような治療・ケアを受けていくかについて納得のいく意志決定ができるようにサポートすることが病院総合医には求められている．

それでは意思決定支援とはどのようなことを指すのであろうか．人生の最終段階における意志決定支援を表す言葉として，アドバンスケアプランニング（Advance Care Planning: ACP）とエンドオブライフディスカッション（End-of-Life Discussion: EOLD）がある．ACP とは，「将来の意思決定能力の低下に備えて，患者やその家族とケア全体の目標や具体的な治療・療養について話し合う過程（プロセス）」のことを指し，患者や家族の価値観や目標，病状や予後の理解，治療や療養に関する意向などの話し合いが含まれる．EOLD とは，「現在死が差し迫った病状にある患者に対し，

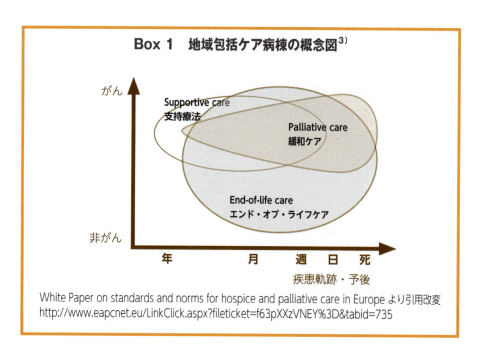

**Box 1　地域包括ケア病棟の概念図[3)]**

White Paper on standards and norms for hospice and palliative care in Europe より引用改変
http://www.eapcnet.eu/LinkClick.aspx?fileticket=f63pXXzVNEY%3D&tabid=735

患者が望むケアの目標や願い，価値観を明らかにし，具体的な治療・療養について話し合う過程（プロセス）」を指す．ただし，近年では，現在の意思決定を支援することもACPに含まれるとする考えもあり[1]，両者の境界は明瞭ではなくなってきている．医療者側の一方的な意向で治療方針を決定するのではなく，患者・家族とよく話し合った上で治療方針を決定していく姿勢が重要である．

## 現状

前述のように，質の高いEoLケアを行うためには，症状緩和のスキルを身につけることと，意思決定の支援を行うことができる力を身につける必要がある．

まず症状緩和のスキルを身につけることについては，がん緩和ケアで培われたノウハウを身につけるのが良いであろう．疼痛をはじめとした身体症状だけでなく，精神症状，スピリチュアルペインに対しても，がん患者での症状緩和のスキルは非がんを含めたがん以外の疾患にも応用可能である．具体的な研修方法としては，一定期間緩和ケア病棟での研修を行うのが最も効率の良い方法であると考える．病棟で主治医として関わり，病棟看護師をはじめとした多職種でのアプローチを学ぶことは，質の高いEoLケアの実践には不可欠なように思われる．近年がん診療連携拠点病院を中心に多く設置されている緩和ケアチームでの研修でもある程度のスキルを身につけることはできると思われるが，緩和ケア病棟での研修と比較して直接的なケアや治療を行う機会が少なくなってしまうため，教育効果は緩和ケア病棟の方がより高いと思われる．症状緩和のスキルとともに，予後を予測した上で，どのように患者を看取り，家族をどうサポートしていくのかを学ぶことも重要である．医師からだけでなく，他職種から学ぶことが多いのもEoLケアの特徴の一つかもしれない．

次に意思決定の支援を行うことができる力を身につけることである．これは，侵襲的でないコミュニケーションを図る，感情への対応を優先する，最善を期待した上で最悪に備える，などといった一般的な配慮を行いながら行っていくプロセスである．

厚生労働省が平成19年に策定した「人生の最終段階における医療の決定プロセスに関するガイドライン」[2]には，患者に意思決定能力のある場合とない場合に分けて，患者の意向を尊重するプロセスが述べられており参考になる．さらに，厚生労働省委託事業である「人生の最終段階における医療体制整備事業」では，このガイドラインを元にした「患者の意向を尊重した意思決定のための研修会」[3]が全国各地で開催されており，この研修会に参加して学ぶことも一つの方法であろう．

早すぎるACPは利益よりも害が多いと言われており，病状の悪化や大きな身体機能の低下があった時，治療が変更になった時などが良いタイミングであると考えられている．病院総合医は，これらの場面に立ち会うことが多いため，このようなタイミングで患者・家族とこれからのことを話し合うことができれば，患者の意向が尊重され，質の高いEoLケアが提供されるようになるのではないだろうか．

参考文献

1) Sudore RL, et al. Defining advance care planning for adults: A consensus definition from a multidisciplinary Delphi panel. J Pain Symptom Manage. 2017; 53(5): 821-832
2)「人生の最終段階における医療の決定プロセスに関するガイドライン」. http://www.mhlw. go.jp/file/04-Houdouhappyou-10802000- Iseikyoku-Shidouka/0000197701.pdf

# 7 地域での医師養成と
# 病院総合医の役割

## Training of Doctor in community and
## Role of Hospital Generalist

川尻　宏昭
高山市国民健康保険高根診療所所長

Hiroaki Kawashiri, MD
Director, NHS Takane clinic,Takayama city

〒 509-3411　岐阜県高山市高根町上ケ洞 525 番地
E-mail：h.kawashiri@city.takayama.lg.jp

## ▌提言

「地域での医師養成に貢献する病院総合医（病院
総合診療医）の 6 つの役割（関わり）」
① 医師としての基本的な臨床能力の修得を指導
する.
② Professionalism（医師としての倫理観や
行動）教育に関わる.
③ 医療（及び医師）の社会的（社会における）な
役割を示す.
④ 総合医としての専門性（専門的な知識, 技術）を
伝える.
⑤ チーム医療など, 組織における IPW（E）の
重要性を示す.
⑥ 地域における様々な場での医師養成のコーディ
ネーター役を果たす.

## ▌要旨

　医学部教育における国際認証や初期臨床研修
制度における地域医療分野の重要性, また, 新たな
専門医制度における総合診療専門医の養成と診療
科別専門医の地域における研修の位置づけなど,
日本における「地域での医師養成」の必要性は
昨今ますます高くなっている. その中で, 地域に
存在する医療機関特に地域中核病院で活躍する
病院総合医が, 医師養成に果たすべき役割はます
ます重要となっている. 今後, 教育的能力を備えて
いる病院総合医は, 提言にまとめた 6 つの役割を
身に付け実践することが求められている.

## ▌キーワード

医師養成（training of doctor）, 病院総合医の
能力（competency of hospital generalist）

## 現状

本稿では、「地域での医師養成と病院総合医の役割」について、筆者の経験をもとに論じてみたい。まず、「地域での医師養成」の現状を確認し、それを踏まえて、病院総合医が果たしている役割について考察してみる。

### ① 地域での医師養成の現状

日本における医師の養成課程は、医学部における卒前教育と医師国家試験合格後の卒後教育に大きく分けられる。また、卒後教育は、医師法によって定められている2年間の臨床研修（必修）とそれ以降の専門医研修に分けられる。専門医研修及びその制度は、2018（平成30）年度より開始される予定であるが、まだ全体像が見えていないというのが現状である。一方で、卒前の医学部教育及び法的に必修化された臨床研修においては、「地域医療分野」に関して、必ず学ぶべきあるいは経験すべき領域となっている。また、昨今は、地域の医師不足という背景（医師の数の不足以上に地域及び診療科別偏在による）から、医学部に「地域枠」による入学枠が設けられており、日本の医師養成において今ほど「地域」が注目されているときはかつてなかったかもしれない。「地域での医師養成」を考えるとき、「医師となるために必要な地域医療（＝ community medicine）について学ぶ」という側面と「地域の医療機関（≒大学や高次医療機関以外）での医師となるための経験を積む」という側面の2つが存在していることを認識する必要がある。また、今後専門医研修においても、「専門医となるために学ぶべき地域医療」と「地域の医療機関で求められる専門医療の研修」という2つの側面が求められるであろう。日本の医学部教育における国際水準化も含めて、今後ますます「地域での医師養成」言い換えれば「大学などの医育機関以外の場における医師養成」の重要性は高くなってくる。

### ②「地域での医師養成」への病院総合医の関わり

前述のように、今ほど「地域での医師養成」の必要性が高まっているときはない。そのような中で、病院総合医がどのようなかかわりや役割を担っているのであろうか？病院総合医の持つ能力（competency）は様々であるが **(Box 1)**、その中の重要な能力の一つに「教育に関する能力」がある。教育に対する思いがあるだけなく、その実践能力を備えた病院総合医が、「家庭医療」や「プライマリケア」といった領域と密接な関係を持つ「地域医療（community medicine）」の教育に大きな役割を果たしていることは間違いない。また、高度に専門分化した病院においても、専門医療の供給体制が決して十分ではない病院においても、「総合内科学」を基盤とした臨床を実践することで、患者や地域のニーズ、そして病院内のニーズに対応している病院総合医は、医学生、初期臨床研修医、総合診療専門医（家庭医療専門医や病院総合医）を目指す専攻医に、すべての医師が備えるべき「医師としての基本的臨床能力」と「臨床医学の基礎」、そして「総合診療専門医としての求められる専門性のある臨床能力」をその実践を通して伝えているであろう。さらに、現場における指導医としての役割のみならず、病院総合医のもつマネージメント能力に期待され、「教育部門のコーディネーター」としての役割も担っている場合もあるだろう。

## 病院総合医（病院総合診療医）の教育への提言

「地域での医師養成と病院総合医の役割」の現状をふまえると、病院総合医は、その「期待される医師像や中核的臨床能力」**(Box 1)**を基盤として、医学生、初期臨床研修医、総合診療専門医（家庭医療専門医や病院総合医）を目指す専攻医を対象とした一貫した医師養成への参画が期待されている。

一方で、今後は、新たな専門医制度において、地域での専門医養成が求められる中で、臓器別あるいは診療科別専門医を対象として、「地域医療（community medicine）」や「地域における医療のあるいは医師・専門医の社会的役割」などについても、病院総合医がその実践を通して伝えてゆくことが期待されるのではないだろうか？

また，筆者は，数年前まで都市部中核病院における総合内科に在籍し，現在は，いわゆるへき地の地域診療所で勤務しているが，大学などの医育機関から離れた地方において，地域中核病院が担う「教育あるいは人材養成機関としての役割」は大変重要であり，今後ますますその役割が期待されると感じている．それと同時に，筆者が勤務するような地域の医療機関が，「地域での医師養成（総合診療医含む）」に積極的にかかわるべきだとも実感している．しかしながら，小規模の医療機関や介護施設などでは，なかなか教育的な活動を単独で独自に進めることは難しい現実がある．

そのような「地域というフィールドにおける医師養成」については，中核病院で活躍する病院総合医が，「地域の医師養成のコーディネーター」としての役割を果たすことが必要だと感じている．

このようなことを踏まえて，病院総合医の「地域での医師養成」に果たす役割・関わりとして以下の6つに期待したい．

**「地域での医師養成と病院総合医の6つの役割（関わり）」**
① 医師としての基本的な臨床能力の修得を指導する．
② Professionalism（医師としての倫理観や行動）教育に関わる．
③ 医療（及び医師）の社会的（社会における）な役割を示す．
④ 総合医としての専門性（専門的な知識，技術）を伝える．
⑤ チーム医療など，組織における IPW（E）の重要性を示す．
⑥ 地域における様々な場での医師養成のコーディネーター役を果たす．

地域社会で活躍する病院総合医は，様々なニーズに対応する能力を持ち合わせている．病院総合医の持つ「地域が必要とする医師を地域で養成する

ために必要な環境の整備と実際の養成に貢献する教育的能力」は，その臨床的な能力と同様，とても重要であり，今後ますます期待されると考える．

---

### Box 1　病院総合医の期待される医師像と中核的能力

**【期待される医師像】**
1）内科系急性期病棟診療＋病棟を管理運営
2）病院一般（総合）外来や救急外来で独立診療
3）病院の運営や管理に貢献
4）総合診療領域の教育や研究でも地域社会に貢献

**【修得すべき中核的能力（core competency）】**
1）内科を中心とした幅広い初期診療能力（1次2次救急を含む）
2）病棟を管理運営する能力
3）他科やコメディカルとの関係を調整する能力
4）病院医療の質を改善する能力
5）診療の現場において初期・後期研修医を教育する能力
6）診療に根ざした研究に携わる能力

（日本プライマリ・ケア連合学会HPより）

---

参考文献

1）日本プライマリ・ケア連合学会病院総合医ワーキンググループ．病院総合医養成プログラム　参考：試行事業における病院総合医養成プログラムの研修目標　日本プライマリ・ケア連合学会．2014. 4.21　http://primary-care.or.jp/nintei_ge/index.html

2）厚生労働省　医師法第16条の2第1項に規定する臨床研修に関する省令の施行について　臨床研修の到達目標　平成28年7月1日一部改正　平成15年6月12日医政発第0612004号厚生労働省医政局長通知　http://www.mhlw.go.jp/topics/bukyoku/isei/rinsyo/keii/030818/030818b.html

※本稿は，2017年に執筆された．

# 8 病院における家庭医外来
## Family medicine units in a community hospital

重島　祐介
生協浮間診療所

Yusuke Shigeshima, MD

〒 115-0051　東京都北区浮間 3-22-1
E-mail：rugtea55@hotmail.com

## 提言

● 中小病院は大病院のミニチュアではなく，診療所機能を持つ「大きな診療所」を目指すべきである．
● 病院における家庭医診療科外来（以下，家庭医外来）は総合診療医の外来教育にとって大きなポテンシャルを持つリソースである．
● 病院に受診する「診療所的な患者」へのケアを厚くすることは総合診療医の外来教育にとっても有用である．

## 要旨

　家庭医外来とは，病院の中にあって診療所機能を担うものである．
　診療所は，健康上の問題があった時に誰もがまず相談しようと考える場所であり，それに対応できることが診療所機能である．
　一方病院ではあるが，とりあえず何でも相談する場として中小病院の外来を診療所的に利用する患者も一定数いる．

　家庭医外来は，病院ではこれまで軽視されてきたこのような患者さんのケアを多職種で継続的に行おうとするものである．そこでは，高齢でfrail, multimorbidity, アルコール問題，担癌患者，軽症救急，健診二次など多様な問題へ対応が必要となる．
　これはまさに総合診療医の力が求められる場面であり，家庭医外来での教育は病院総合診療医の教育において非常に大きなポテンシャルを持つと考えられる．

## キーワード

家庭医診療科　診療所機能　大きな診療所　診療所的な患者

## 現状

　王子生協病院は東京都北区にあって一般病棟92 床（地域包括ケア病棟 17 床を含む），回復期リハビリテーション病棟 42 床，緩和ケア病棟 25

床を有する地域の中小病院の一つである．2015年から同院では家庭医診療科外来（以下，家庭医外来）をスタートさせ，今年で3年目となる．

さて，家庭医外来とは何か．これは一言で表すなら，「病院の中にある診療所」である．病院における診療所機能の明確化と言ってもいい．こう聞いて，なるほどねと直感的に納得できる人はそれほど多くないかもしれない．そもそも診療所機能とは何なのか．診療所の外来と病院の外来とはどう違うのか．まずはこれらを整理し，その後で家庭医外来の意義と課題について述べる．

初めに，診療所機能について取り上げたい．診療所機能とは，プライマリケアの理念ACCCCに代表される様なプライマリケア機能のことを言っている．つまり健康上の相談があったときに誰もがまずかかろうとする場所が診療所であり，それに対応できることが診療所機能である．医療法における定義では19床以下の医療機関を診療所と言うものの，全ての診療所が診療所機能を持つ訳ではない．例えば外科系の眼科，整形外科クリニックはもちろんのこと，内科系であっても循環器，糖尿病など専門分化したクリニックにはここでいう診療所機能はない．もちろん循環器専門といいながら「循環器科・内科」と標榜し，何の相談にも幅広く対応し診療所機能を果たすクリニックも中にはある．

では病院の外来機能はどうか．従来，病院外来は基本的には専門科外来の集合体であった．そこはよろず相談をする場所ではないし，まずかかろうと思う場所でもない．病院外来では診断のための専門的な検査や治療を行い，あるいは退院後のフォローを行うなど病棟とのつながりも大きい．

しかし，全ての病院が専門科外来の集合体ではないことも事実である．王子生協病院のような中小病院は専門科外来が限られていて，一般内科外来なるものが存在する．そこではよろず相談的な外来が日々繰り広げられている．

この様に診療所機能とは診療所に必ずあるわけではないし，病院には全く存在しないもの，と言うことでもない．

実際，王子生協病院を何かあったらまず相談する場所として考えて利用する患者も一定数存在する．その様な患者の中には，高齢でfrail，Multimorbidity，アルコール問題，大学病院通院中の癌患者など，多様な問題を抱えた人たちがいる．一方で感冒・胃腸炎などの軽症急性疾患，健診二次精査など比較的健康な人たちもいる．この様な患者らは，医療者目線で言えば「診療所的な患者」なのだが，実際には中小病院の外来にも多い．

しかし，この診療所的な患者に対して病院の外来は十分なケアを提供していると言えるのか．

そもそも病院では病棟が重要視され，外来は軽視される傾向にある．病院で勤務する医師は，より重症である入院患者の対応に時間や体力・精神力を割かれ，相対的に軽症な外来患者のさして緊急性もない訴えに耳を傾ける余裕はない．また本来は看護師こそがこのような患者のケアの担い手として重要な役割を果たすはずが，多すぎる患者を診療時間内にいかに捌くかに重きが置かれてしまう．

このような現状を踏まえ，「病院の中にある診療所」のイメージで始めたのが家庭医外来である．

家庭医外来では毎日日替わりではあるが，家庭医による非選択的外来を午前・午後の両方か午前のみに1単位ずつ設けた．また家庭医外来担当の看護師をつけ，必要に応じて予診・情報収集・地域包括やケアマネジャーとの連携を行い，その情報を共有することで継続性の担保としている．

当初は看護師や事務職員の間では家庭医外来のやり方に戸惑いもあったようだが，徐々に「診療所的な患者」へのケアの視点が共有され，現在では必要不可欠な外来となっている．

## 病院総合医教育への提言

病院総合診療医の教育という点では，家庭医外来は病院での外来教育における非常に重要なリソースとなる．総合診療医が対応するべきよろず相談があり，困難事例を含め多職種での連携を要するケースも多い．病院の外来は症例数が多く，リハビリスタッフをはじめ看護以外の職種とも連携を取りやすい環境にあるため，そのポテンシャ

ルは高い.

　課題の一つは専門科との住み分けだろう．例えば腰痛は家庭医と整形外科どちらが診るのか，診るとしたらどこまで診るのか．整形外科医によってもスタンスが違い，対応に悩むケースもある．

　しかし一番の課題は中小病院の医師を含むスタッフ全体が外来の位置付けをもう一度考え直すことかもしれない．王子生協病院もそうだったのだが，多くの中小病院はこれまで大学病院の縮小版のような姿を目指していたように思われる．だがこれからの中小病院は大病院の縮小版ではなく，むしろ大きな診療所となるべきである．それが家庭医外来の目指すところである．

　病院総合診療の教育という観点からも病院外来に対する意識の変化が必要で，それがひいては今後中小病院が生き残れるかどうかにも繋がっている．

# 病院総合医に向けた教育方略

1 外来診療における体験学習

2 外来カンファレンス

3 「病棟カンファレンス」病院総合医に向けた教育方略

4 臨床倫理と多職種カンファレンス

5 多職種連携とは

6 価値に基づく診療（Values-based Practice）ワークショップ

7 チームSTEPPS

8 シネメデュケーション

9 ポートフォリオ勉強会

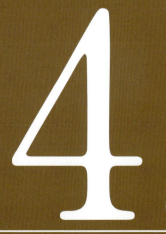

# 1 外来診療における体験学習
## Practical learning in outpatient care

徳田 安春
臨床研修病院群プロジェクト群星沖縄
センター長

Yasuharu Tokuda, MD, MPH
Director and Project Leader
Muribushi Okinawa for Teaching Hospitals

〒 901-2132 沖縄県浦添市伊祖 3-42-8 丸豊マンション城 901
E-mail：yasuharu.toluda@gmail.com

## 提言

● 全人医療へのマインドと救急医療を含めた
プライマリケアを重視する医学教育が重要.
● 臨床実習は長くして総合診療部門を中心に
学習を行う.
● チーム医療による総合初診外来は効果的な
学習の場となる

## 要旨

　従来型のカリキュラムは旧式であり，プログラム
はセクショナリズムを基本としている. 教育方略の
主体は伝統的な教室内の座学方式であり一方向性
である. また，臨床実習は短く，毎週各科ローテー
ションのように断片化されており見学型である.
医療チームのメンバーになることはない. 結果
として，医師になるためのプロフェッショナリズム
を身に付ける機会は少ない. これからの医学部
教育に求められるのは，全人医療へのマインドと
救急医療を含めたプライマリケアを重視する医学

教育である. 2010 年に筆者が水戸で始めた闘魂
外来のように，医学生が主役となるチーム医療
による総合初診外来学習を行うと学習効果と患者
満足度は高まる.

## キーワード

外来学習，参加型実習，主役型実習

## 現状

　体験学習は通常，医学生の段階で行われるため，
この章では主に卒前教育について述べる. 歴史
から見ると，明治維新以後，日本はドイツ方式の
医学教育を導入した. アメリカとの戦争に負けた
日本は GHQ の司令に従う装いを繕いながらも
国内のあらゆる組織の内部は戦前の体制を維持
することに成功した.

　日本の医学部教育もそのようにして戦前の体制を

維持することができた．しかしその代償は
大きかった．カリキュラムは旧式であり，プロ
グラムはセクショナリズムを基本としている．
教育方略の主体は伝統的な教室内の座学方式で
あり，一方向性である．

担当教員の興味のある分野では世界最先端の
知識が与えられるが，その研究テーマ外につい
ては自習するしかない．教員に対するチャレン
ジングな質問は皆無であり，それを行なうとリスク
がある．臨床実習は短く，毎週のように断片化
されており，見学型．つまり，医療チームのメンバー
になることはない．

医師になるためのプロフェッショナリズムを
身に付ける機会は少ない．患者との出会いは世界
標準からみて極端に遅く，そして少ない．医学生
には医療チームの一員としての役割を持たされる
ことは無いため，プロフェッショナリズムの自覚を
涵養できない．

医学知識の詰め込み式教育は加速しており，
知識を記憶する毎日に情報過多となった医学生は
モラルを喪失し，学習意欲を喪失させている．
医師になった後の生涯学習の習慣を身に付ける
ことの重要性についての意識も不十分である．

医学部教育では，教育の質評価はほとんど行われ
ていない．毎日の授業に対する評価はほとんど
なされていない．医学教育デザイナーは存在する
が，その推奨は軽視されていることが多い．

戦後の日本が戦前の教育体制を必死に維持して
いたとき，朝鮮半島の医学教育には歴史的改革が
起きていた．韓国では，朝鮮戦争で大学医学部が
ほとんど壊滅したために，それまでの日本式（ド
イツ式）の医学教育からの改革を行なう機会が
熟していた．

いわゆるミネソタプロジェクトは，そのタイ
ミングで行われた．このプロジェクトでは，
Gault 医師をリーダーとする米国人教員が大挙，

韓国に訪れてソウル国立大学などに数年間滞在
し，医学教育改革を行なうものであった．

その教育コンセプトは現代でも受け継がれて
いる．学習者中心で実践的で，患者への全人医療を
最優先とする教育である．卒前卒後教育の改革を
成し遂げた韓国は今や，中東やアフリカなど世界に
医学教育システムを輸出するようになっている．
韓国版ミネソタプロジェクトと呼ばれている．

韓国での医学教育改革の後の 1967 年，Gault
医師は米軍統治下の沖縄に降り立った．沖縄の
病院に医学教育改革を施すためであった．地上戦で
破壊されつくした沖縄では地域医療を再生させる
ことが最大の課題であった．全人医療へのマインド
と救急医療を含めたプライマリケアを重視する
医学教育が展開された．

沖縄のプログラムを模倣した本土の教育病院
が，飯塚，亀田，手稲，舞鶴（その後の音羽，
丸太町），水戸，浦安などにでき，研修先としての
人気を博することになった．その後，沖縄県立
中部病院の出身者が主体となって展開した群星沖縄
プロジェクトでは多数の研修医を教育している．

しかしながら日本と韓国との決定的な違いは，
このような医学教育改革を大学とその病院が取り
入れなかったことである．

## 提言

日本の医学部教育に求められるのは，全人医療
へのマインドと救急医療を含めたプライマリケアを
重視する医学教育である．まず，カリキュラム
開発を丁寧に行なうこと．そして，教育方式では
教室内の座学方式を減らすこと，である．

19 世紀にオスラー先生がすでに述べられた
ように，医学生を教室から病院に連れ出すこと．
しかもその病院は，現在の日本の大学病院のような
医学研究所ではあってはならない．フレッシュな

救急医療とプライマリケアが体験できる地域の市中病院のような病院や診療所がよい.

座学式授業をやってもよいが,教員の興味のある分野のみならず,臨床医学に役立つ内容をカバーすること.教員に対する質問は奨励されるべきである.

できるだけ臨床実習は長くして,医学教育のプラットホームとしての総合診療部門を中心に実習を行う.そこでは,医療チームのメンバーになり患者ケアの役割を担うべきである.これにより,医学生は医師になるためのプロフェッショナリズムを身に付ける機会を得るのだ.そのためには,ロールモデルやメンターとしての指導医を配置するとよい.

教育カリキュラムでは,教育の質評価を必須とする.毎日の授業に対する学生からのフィードバックを義務化する.教育デザイナーのプロダクトを現場に適用し,教員に対する教育者養成プログラム参加も義務化するべきである.

2010年に筆者が水戸で始めた闘魂外来は医学生が主役となるチーム医療による総合初診外来である.各チームには医学生,研修医,指導医が所属する.医学生の診療に同意した患者の初診診療について,医学生による医療面接と身体診察で始まる.そこでは,医学生は研修医と指導医による即時的なフィードバックを受ける.問診はもれなくチエックされ,身体診察手技は指導医から直接示され,実際の所見がシェアされる.

医学生は鑑別診断と検査計画,治療計画についての意見を述べることが要求される.医学生は

診療録の記録も行う.研修医と指導医が詳細にわたり内容を吟味してフィードバックを与える.そこで得た実践的な知識とスキルは医学生にとり一生忘れない貴重なものとなる.

筆者はこれまで100回以上も闘魂外来を行った.受診した患者さんの満足度は高い.医学生による真剣な医療面接と丁寧な診察を受け,研修医と指導医がチーム一丸となり,患者さんの健康問題に対して共感を持って診てくれるからだ.

筆者の観察であるが,水戸時代に毎月参加していたある医学生は飛躍的に診療能力を向上させていた.彼はまた,医師のプロフェッショナリズムも身に付けることができた.

医学生にとっては座学式授業と膨大な量の知識の記憶が課せられて厳しい毎日と思う.しかし,プロフェショナリズムが最も重要なのである.医学生のときに感じた患者さんへの共感を研修医や指導医になっても忘れないようにしてほしい.

そして,勉強のために世界を見てくること.世界とは必ずしも国外でなくてもよい.沖縄の病院などで研修するような他流試合は貴重な経験となる.全く異なる医療機関で研修することによって,医師個人のイノベーションが起きやすくなる.


参考文献
1) Wオスラー.日野原重明その他訳.平静の心.医学書院,2003.

# 2 外来カンファレンス
## Outpatient Case Conference

鈴木　富雄
大阪医科大学地域総合医療科学寄附講座

Tomio Suzuki, MD, Phd
Department of General Medicine, Osaka Medical College

〒569-8686　大阪府高槻市大学町 2-7
E-mail：tomios@osaka-med.ac.jp

## 提言

● 病院総合医教育に携わる指導医は入院診療とは違う外来診療の特徴を認識する.
● 外来診療の場での教育目標と指導のポイントを意識して外来カンファレンスを行う.
● その施設の状況やマンパワーなどに応じて外来カンファレンスを開催し, 継続する.

## 要旨

　病院での臨床教育に適した場所は, 世界的潮流からすると, 病棟や救急から外来に少しずつシフトしつつあるが, 本邦では病院での研修は病棟や救急の場で主に施行されてきた. 外来診療は入院診療と異なり, 患者の抱える問題が少なからず不明確で, 器質的疾患以外の機能的疾患や複雑な心理社会的要素が関わる問題への対応も多く, 医師の意見や病院の状況よりも患者や家族の意思が診療の方向性に, より重要な意味を持つ. 病院総合医としての資質・能力を獲得し向上させ

ていくためには, 外来診療での教育をより充実させる必要がある. 外来カンファレンスは, 主に診療の質を保つためのものと, 主に教育を目的にしたものに分けられる. 入院診療とは異なる外来診療の特徴と教育目標を理解した上で, 指導のポイントを意識して外来カンファレンスを開催し, その施設の状況に応じて継続していくことを提言したい.

## キーワード

1分間指導法 (One Minute Preceptor)
外来診療の質 (the quality of outpatient care)
臨床推論能力 (clinical reasoning skills)

## 現状

　病院での臨床教育に適した場所は, 世界的潮流からすると, 病棟や救急から外来の場に少しずつシフトしつつある. Fincher らは, 外来でより広範な問題を扱うようになり, 医療上のケアと

問題解決の最適で包括的な方法を学ぶためには，病棟だけの教育では不十分であると述べ[1]，Perkoffは，入院期間の短縮や医療経済的な問題からも良質で効率性の高い外来での教育が重要な要素になると述べている[2]．

本邦の外来での教育は，診療所においては，2000年前後からPCFMネットワークに登録している施設を主として研修を積極的に受け入れてきた歴史があるが，病院においては，総合診療科や総合内科部門の研修であっても，病棟や救急中心の教育プログラムとなっており，外来での質の高い教育システムを実践する施設は多くはなく，報告も限られた施設から散発的に出されるのみであった．

2018年度からの新専門医制度の総合診療専門プログラム整備基準にある総合診療専門医の領域別使命の記述には「日常遭遇する疾病と傷害等に対して適切な初期対応と必要に応じた継続的な診療を全人的に提供するとともに，地域のニーズを踏まえた疾病の予防，介護，看とりなど，保健・医療・介護・福祉 活動に取り組み，絶えざる自己研鑽を重ねながら，地域で生活する人々の命と健康に関わる幅広い問題について適切に対応する使命を担う」とあり，専門研修の目標として「1．包括的統合アプローチ　2．一般的な健康問題に対する診療能力　3．患者中心の医療・ケア　4．連携重視のマネジメント　5．地域包括ケアを含む地域志向アプローチ　6．公益に資する職業規範　7．多様な診療の場に対応する能力の7つの資質・能力を獲得することを目指す．」と記載されている[3]．上記の使命を掲げ，研修目標を達成するためには，外来での質の高い教育を現場で実践することが必須である．

以下，上記の目的を達成するための一つの方略としての「外来カンファレンス」について，私が以前勤務していた名古屋大学医学部附属病院総合診療科で行われている実際の例を挙げ，提言に繋げたい．

● 外来チェック

毎日の外来終了後の夕方に，その日の外来診療指導医（プリセプター）がその日の外来担当をした研修医や専攻医3，4人と共に行うもので，診察室の電子カルテの前に集まり，担当医がカルテ記載を見ながら，自分の担当した初診患者の症例全てを順次プレゼンテーションしていく．指導医は1分間指導法の要領でフィードバックをしていく[4]．主たる目的は診療の質の標準化とカルテ記載や判断にたいするリスクマネージであり，参加者にとっては指導医の実践的な判断や思考過程を直接学ぶことができる貴重な場である．指導医はあくまで担当医のみに集中砲火を浴びせるのではなく，参加者全員を相手にするような形で議論を進め，学びの拡がりと共有を意識することが重要である．

● 外来カンファレンス

週1回木曜日の夕方に約1時間，カンファレンス室で全員参加して行うもので，主たる目的は興味深い症例の共有や臨床推論能力の向上にある．担当医が1週間に診察した外来症例の中で興味深いものを選択して，プロジェクターで経過をスクリーンに示しながら進める．電子カルテをそのまま映してもよいし，部分的にスライドにまとめてもよい．興味深いものがあれば誰でも自由に発表できるし，専攻医や研修医に担当を決めて提示させる場合もある．最初から全ての情報や結論を明かさずに，診療の経過を少しずつ提示して，参加者からの質問を受けつつ，臨床推論の筋道を皆でたどっていく．指導医はあくまでコメントを述べる程度にして，司会進行は担当医である研修医や専攻医に任せた方が，参加型の議論が進みやすい．

最後にその疾患や症候に対して担当医が調べたことを発表して終了とするが，多忙な中でのスライド作成は負担感が大きく，発表の垣根も上げてしまうので，発表の準備は必要最小限でOKとする．

以上，二つのタイプの外来カンファレンスの方法を示した（**Box 1**参照）が，前者は基本的に毎日外来終了後に行わなければならず，多くの施設ではマンパワーの面からも難しい部分もあると思われる．大阪医科大学附属病院総合診療科では，週に1回は名古屋大学附属病院総合診療科と同じ

## Box 1　名古屋大学附属病院総合診療科で行われている外来カンファレンス

| 名称 | 外来チェック（ミニカンファレンス） | 外来カンファレンス |
|---|---|---|
| 日時 | 毎日外来終了後　　30分～40分 | 週に一度　　約1時間 |
| 参加者 | その日の外来担当医　3～4人 | 医局員全員　10人以上 |
| 場所 | 外来診察室 | カンファレンス室 |
| 提示症例 | その日の初診患者全例 | 1週間の中での教育的症例数題 |
| 提示方法 | カルテ画面を直接見ながら提示 | カルテとスライドをプロジェクターで映して少しずつ提示 |
| 主な目的 | 外来診療の質の標準化<br>リスクマネージメント | 外来での教育的症例を共有<br>臨床推論能力の向上 |
| 司会進行 | その日の外来指導医（プリセプター） | 担当医（専攻医，研修医）が進める |

## Box 2　外来診療の特徴と教育目標及び外来カンファレンスでの指導のポイント

| 外来診療の特徴 | 外来診療での教育目標及び外来カンファレンスでの指導のポイント |
|---|---|
| 患者が抱える問題が不明確 | 医療面接の技能，患者とのコミュニケーション |
| 器質的疾患以外での問題が少なからず多い | 機能的疾患の可能性や心理社会状況を踏まえての包括的な対応 |
| 患者や家族の状況や要望により，方向性が大きく影響される | 患者のニーズや家族の状況に合わせた多様で柔軟な対応 |
| すぐに結論が出ずに，問題が解決されない場合もある | 患者と共に経過をみるという姿勢と丁寧な説明，時間軸の利用 |
| 孤独・貧困・学校や職場でのストレスなどが大きく影響 | メンタルヘルスへの対応能力，地域や職場の状況の把握，保証制度への理解，福祉・介護・行政との連携 |
| 慢性疾患の継続加療の場 | ガイドラインの確認，生活指導や行動変容への取り組み，専門医との連携のタイミング |

ような形での外来カンファレンスを開催し，外来チェックにあたるものは，研修医に対しては外来の場でプリセプターが直接フィードバックを行い，専攻医に対しては担当指導医が，お互いの時間の空いた時に個別に行う形をとっている．

## 提言

　外来で教育される内容に関して，Irbyは，①外来でよくみられる疾患や慢性疾患のケア，②外来でのケアにおける社会的・経済的・倫理的問題，③予防や急性・慢性疾患のケア，障害，及び死に至る疾病の自然死及びその全体を学ぶ，④健康増進と疾病の予防，⑤患者との関係の築き方，効果的なコミュニケーション，問題解決能力など外来特有の状況への対応，を挙げている[5]．また，外来では患者の抱える問題が少なからず不明確で，器質的疾患以外の機能的疾患や複雑な心理社会的要素が関わる問題への対応も多く，医師の意見や病院の状況よりも患者や家族の意思が診療の方向性により重要な意味を持つ．したがって外来診療の場は，病棟での診療とは異なった教育目標があり，外来カンファレンスでもそれに応じた指導のポイントが求められる．（**Box 2**参照）．

病院総合医が先に挙げたような総合診療専門医としての資質・能力を獲得し，向上させていくためには，外来診療での教育をより充実させる必要がある．入院診療とは異なる外来診療の特徴と教育目標を意識した上で，外来カンファレンスを開催し，その施設の状況に応じて，継続的に施行していくことを提言したい．

## 用語解説

### PCFM ネットワーク
プライマリ・ケア，家庭医療の見学実習を受け入れる診療所医師のネットワーク http://www.shonan.ne.jp/~uchiyama/PCFM.html

### 1 分間指導法
考えを述べてもらう，②その根拠を確認する，③原則を教える，④良い点をほめる，⑤改善点を示す，の順序で行われるフィードバック法で，five-step microskill model とも呼ばれる．

## 参考文献

1）Fincher RME., & Albritton TA. The ambulatory experience for junior medical students at the Medical College of Georgia. Teaching and Learning in Medicine: An International Journal. 1993; 5(4): 210-213.

2）Perkoff GT. Teaching clinical medicine in the ambulatory setting. an idea whose time may have finally come. N Engl J Med 1986; 314: 27-31.

3）一般社団法人日本専門医機構. 総合診療専門医概要 総合診療専門プログラム整備基準. 2017-7-7
http://www.japan-senmon-i.jp/comprehensive/index.html

4）Neher JO., Gordon KC., Meyer B., & Stevens N. A five-step "microskills" model of clinical teaching. The Journal of the American Board of Family Practice. 1992; 5(4): 419-424.

5）Irby DM. Teaching and learning in ambulatory care settings: a thematic review of the literature. Academic Medicine. 1995; 70(10): 898-931.

# 3 「病棟カンファレンス」
# 病院総合医に向けた教育方略
## In-patient Case conference

尾原　晴雄
沖縄県立中部病院　総合内科

Haruo Obara MD, EdM
Division of General Internal Medicine, Department of Medicine,
Okinawa Chubu Hospital

〒904-2243　沖縄県うるま市宮里281
E-mail：haruo.obara@gmail.com

## 提言

● 病棟カンファレンスは，病院総合医が習得すべき中核的能力の養成に極めて重要である．
● カンファレンスへ参加することにより，病院総合医に必要な臨床推論，臨床決断能力を磨くことができる．
● カンファレンスの開催，運営に関わることで，プレゼンテーション能力，ファシリテーション能力が向上する．
● 病院総合医のみでなく，他診療科と一緒にカンファレンスを実施することで，より深みのある議論，学習効果が期待できる．

## 要旨

病棟におけるカンファレンスは，病院総合医が習得すべき中核的能力の養成に極めて重要な役割を担う．具体的には，症例検討会，モーニングレポートを通じて，臨床推論能力，臨床決断能力，

症例をわかりやすく提示する能力，カンファレンスを運営する能力，後輩を教育する能力などが鍛えられる．M and M カンファレンスでは，自分自身だけでなく組織全体の診療の質を改善する能力の養成に有用であり，臨床病理検討会も自分の診療を振り返る貴重な学習の場となる．病院総合医だけでなく，他の診療科も交えたカンファレンスを行うことで，内容の充実が図れると同時に，診療科同士の関係性も改善する．カンファレンス中は，学習者として，指導者として，それぞれの立場で積極的な参加を意識しながら，病院総合医の成長に寄与するカンファレンス作りを目指したい．

## キーワード

症例検討会（case conference）
モーニングレポート（morning report）
M and M カンファレンス（M and M conference）
臨床病理検討会（CPC: clinicopathological conference）

病院総合医の育成において，最も多くの時間が割かれるのが病棟での研修である．病院総合医が修得すべき中核的能力（**Box 1**）の研鑽は，担当入院患者の診療を通じて学ぶon the job trainingが中心であることは言うまでもないが，カンファレンス室での学びも非常に重要である．ここでは，筆者が経験した病棟カンファレンスを現状として振り返り，修得すべき中核的能力を意識しながら，病院総合医教育に必要な病棟カンファレンスはどのようなものか，具体的に考えてみたい．

---

### Box 1　病院総合医で期待される修得すべき中核的能力：core competency

1）内科を中心とした幅広い初期<u>診療能力</u>（1次2次救急を含む）
2）<u>病棟を管理運営する能力</u>
3）他科やコメディカルとの<u>関係を調整する能力</u>
4）病院医療の<u>質</u>を改善する能力
5）診療の現場において初期・後期研修医を<u>教育する能力</u>
6）診療に根ざした研究に携わる能力

---

以下，病棟を中心に行われるカンファレンスを列挙する．施設によって，名称，目的，内容等は若干異なるため，それぞれの文脈に合わせて読み取っていただけたら幸いである．

## a) 症例検討会（ケースカンファレンス）

過去の入院症例のプレゼンテーションをもとに，意見交換を行うカンファレンス．プレゼンテーションの形態は，スライド形式にまとめたものを使用するスタイルもあれば，口頭のみやカルテ画面を共有しながらなどの方法がある．症例提示者と別に司会役をおいて，全体の進行，まとめを行う場合もある．病歴，身体診察，検査など，時系列で項目別に提示することで，参加者は症例を疑似体験しながら，臨床推論の学習を行うことができる．また，診断だけでなく，最初に行うべき検査，治療方法の決断，専門医へのコンサルテーションのタイミングなどについても，臨床推論と同様に学習可能である．

プレゼンテーションの担当者は，現病歴の後，身体診察の前，検査データの前など，切れのよいところで，その以前のプロブレムリスト，ショートサマリーなどを適宜入れるようにする．これにより，参加者が思考過程の整理でき，途中からの参加者も情報をキャッチアップできる．司会者は，学生や研修医が積極的に参加できる「安全」な環境を作ることを意識したい．つまり，質問は相手のレベルに配慮した内容とし，仮に間違えても良いような雰囲気づくりに努める．

なお，カンファレンスの準備段階において，扱う症例から学ぶtake home messageを明確にしておくことが重要である．過去の同様の症例報告を分析し，レビュー文献をまとめることで，伝えたいメッセージが明確となり，同様の疾患，病態への知識が蓄積される．もちろん，すべての病院総合医がTVに登場するDr. Gのような診断能力獲得を目標とするのは困難であるが，見逃してはいけないものを見逃さない意識，どこまで自分が対応可能か見極める力を獲得することが重要である．加えて，該当する臓器別専門医に事前に声をかけておき，実際のカンファレンスでの発言を依頼することをおすすめしたい．病院総合医の視点に，専門医のスパイスが加わると，深みのある症例検討になる．

また，病理解剖症例を扱う臨床病理検討会（CPC：用語解説）も，重要な症例検討会の1つとして位置付けたい．病理解剖を行う機会が年々減少傾向にあるが，一つ一つの症例から学び，探求する姿勢を養うことは，病院総合医にとって不可欠である．

これらの症例検討会の準備や司会役の担当を通じて，診療能力の向上だけでなく，他科専門医との調整能力，病院の診療レベルを改善する能力，後輩医師を教育する能力を高めることなど，**Box 1**に示す中核的能力を伸ばすことにつながるだろう．

## b) モーニングレポート

前日から当日朝までに入院となった症例を対象に，教育的な症例をピックアップして行う．症例検討会のようにかっちりとしたものではなく，原則，パワーポイントなどの事前準備はせず，口頭でのプレゼンテーションを行い，司会役がホワイトボードに板書しながら，参加者とディスカッションをしていく．参加者は，いわゆる耳学問を得る格好の場であり，口頭でのプレゼンテーションを鍛える機会にもなる．司会者にとっては，ホワイトボードの使い方，質問の問いかけ方（例：もし，〜の場合どうする？など）などを経験できる場となる．また，指導医にとっては，どのような入院症例が入っているのか，一部の担当医に負担が大きくないかなど，病棟全体を把握する目的も兼ねており，病棟を管理運営する能力を養う上でも重要である．

ここで，外来カンファレンスや過去の症例を振り返る症例検討会との違いは，目の前に症例があることである．必要に応じて追加の病歴，身体所見の確認ができ，議論に基づく治療方針の調整を行うことができる．

## c) Morbidity and mortality conference （M&M カンファレンス）

不幸な転機を辿った症例について参加者全体で失敗の原因を究明し，共有することで，再発を防ぐことを目的として行われる．ここでは，特に前述の「安全」な環境を作ることが重要であり，決して個人攻撃にならないように，多角的な視点で症例を振り返ることが大切である．ここで話し合われた内容が，院内の診療を見直すチャンスになることが多く，中核能力の1つである quality improvement の能力獲得には必須のカンファレンスと言える．参考文献に記したコロラド大学のサイトには，M&M カンファレンスの準備に有用なツールが掲載されており，参考にしていただきたい[1]．

## 用語解説

### 臨床病理検討会（CPC: clinicopathological conference）

病理解剖を行った症例について，臨床経過と臨床的疑問点を担当医が振り帰った後，病理医によるマクロ，ミクロの病理所見解説を踏まえて，全体で議論を行い，今後の診療に生かす目的で実施する．

参考文献

1） http://www.ucdenver.edu/academics/colleges/medicalschool/departments/medicine/FacultyStaffRes/QSPv2/Pages/MM-Resources.aspx

# 4 臨床倫理と多職種カンファレンス
## Clinical ethics and interdisciplinary conference

川口　篤也

函館稜北病院 総合診療科　科長

Atsuya Kawaguchi, MD
Hakodate Ryohoku Hospital Chief,
Department of General Practice

〒 041-0853　北海道函館市中道 2 丁目 51-1
E-mail : atsuyaka@gmail.com

### 提言

● 多職種がフラットに話せる倫理カンファレンス
を定期的に開催すべし.
● 学習者が経験している困難事例をカンファ
レンスに提示して, 成功体験を積ませるべし.
● カンファレンスの司会を経験させて, 適切な
フィードバックをすべし.

### 要旨

　臨床倫理の教育は座学のみではなかなか難
しい. 倫理的に検討が必要な実際の事例を多職
種でカンファレンスすることを通して, 自分とは
違う様々な意見があることや自分が知らなかった
患者の発言や情報を他職種がもっていることを
実感し, 自分一人では到達しなかったであろう
方針に至り, 多職種で話してよかったという経験
を積むことが必要である. そのような経験を
積むには, 普段から多職種がフラットに話せる
関係性を作っておく必要があり, 学習者に自分の

担当事例以外のカンファレンスにも積極的に参加
する環境を提供するのが望ましい. そこで自分の
価値観に自覚的になり, 自分以外の様々な価値
観に触れ, 患者ケアを向上させるには, 医学的
適応, 患者本人の意向, そして周囲の状況を考慮
した上で落とし所を探る作業であることを身に
つけてもらう.

### キーワード

臨床倫理, 多職種カンファレンス,

### 現状

　医学生にとってカリキュラムの中で最も興味が
あることは「病気」を学ぶことである. その「病気」
ごとに病態生理を学び, どのように診断して,
そして治療するのかということを学ぶ作業を繰り
返す. 大学病院の多くの科での実習は, 大学病院
という性格上, 診断がついて何らかの治療をされて

いる患者かこれから治療する患者を受け持つため、治療選択はあくまでも医学的な適応の中で決められており、本人の意向と家族との意向が真正面からぶつかったり、そもそも治療をこの人にすべきかどうかを相談するような事例を学生が経験することはほぼない。実際の臨床現場では、診断をつける検査をこの人にすべきかとか、本人は認知機能低下で病状を理解していないが、家族が侵襲的な治療を望んだりなど、診断がついて治療がほぼ自動的に決まらないようなことが度々起こり、その際に理解の悪い患者とか受け入れの悪い家族などのレッテルを張り、イレギュラーなものとして片付けてしまう傾向があるのではないか。このようにすんなりいかない事例にこそ臨床倫理の考え方が重要であり、立ち止まって学びにつなげていく必要がある。

## 提言

研修医がいわゆる「モヤモヤしている」事例を拾い上げ、そのモヤモヤは医学的な診断が難しい

ことからなのか、本人が望んでいないことを家族が望んでいるからなのか、看護師と方針が合わないかならなのか、などある程度言語化し、純粋に医学的な問題以外は医師がもっている情報は少なく、むしろ医師以外の職種の方が情報をもっていたり、本人が本音を話していることがあることを気づいてもらうために他職種の意見を聞いたり、場合によっては多職種が集まってカンファレンスする場を設ける。普段から気軽に多職種でカンファレンスをするには、曜日や時間などを決めてカンファレンス枠を確保しておくのも一つの方法である。

最も教育効果があるのは、多職種カンファレンスを行って良いことがあったという成功体験である。そのために職種間の垣根を取り払い誰もがフラットに発言できる場作り、特定の人が発言ばかりすることを防いだり、開始・終了時間を守るというファシリテーション技術[1]を身につけておく必要がある。普段からの積み重ねで、医師も他職種も忙しい中でもこのカンファレンスに参加すると患者ケアに良いことがあるというものにする必要があるので、関係者の中でカンファ

---

### Box 1　臨床倫理4分割の表

#### 医学的適応（Medical Indications）

**善行と無危害の原則**
1. 患者の医学的問題は何か？　病歴は？　診断は？　予後は？
2. 急性か、慢性か、重体か、救急か？　可逆的か？
3. 治療の目標は何か？
4. 治療が成功する確率は？
5. 治療が奏功しない場合の計画は何か？
6. 要約すると、この患者が医学的および看護的ケアからどのくらいの利益を得られるか？　また、どのように害を避けることができるか？

#### 患者の意向（Patient Preferences）

**自律性尊重の原則**
1. 患者には精神的判断能力と法的対応能力があるか？　能力がないという証拠はあるか？
2. 対応能力がある場合、患者は治療への意向についてどう言っているか？
3. 患者は利益とリスクについて知らされ、それを理解し、同意しているか？
4. 対応能力がない場合、適切な代理人は誰か？　その代理人は意思決定に関して適切な基準を用いているか？
5. 患者の事前指示はあるか？
6. 患者は治療に非協力的か、または協力出来ない状態か？　その場合、なぜか？
7. 要約すると、患者の選択権は倫理・法律上最大限に尊重されているか？

#### QOL（Quality of Life）

**善行と無危害と自律性尊重の原則**
1. 治療した場合、あるいはしなかった場合に、通常の生活に復帰できる見込みはどの程度か？
2. 治療が成功した場合、患者にとって身体的、精神的、社会的に失うものは何か？
3. 医療者による患者のQOL評価に偏見を抱かせる要因はあるか？
4. 患者の現在の状態と予測される将来像は延命が望ましくないと判断されるかもしれない状態か？
5. 治療をやめる計画やその理論的根拠はあるか？
6. 緩和ケアの計画はあるか？

#### 周囲の状況（Contextual Features）

**忠実義務と公正の原則**
1. 治療に関する決定に影響する家族の要因はあるか？
2. 治療に関する決定に影響する医療者側（医師・看護師）の要因はあるか？
3. 財政的・経済的要因はあるか？
4. 宗教的・文化的要因はあるか？
5. 守秘義務を制限する要因はあるか？
6. 資源分配の問題はあるか？
7. 治療に関する決定に法律はどのように影響するか？
8. 臨床研究や教育は関係しているか？
9. 医療者や施設側で利害対立はあるか？

（Albert R .Jonsen, Mark Siegler, William J. Winslade. 臨床倫理学, 第5版, 赤林朗ら監訳, 新興医学出版社, 1-13p, 2006. 症例検討シート）

レンスの在り方，決して責めないなどのグラウンドルールの徹底などを話し合っておいたほうが良い．

カンファレンスは何らかの枠組みがあったほうが行いやすいので，臨床倫理の4分割の表 **(Box 1)** などを使って毎回漏れ無く検討するのが良いだろう．

司会はなるべく全員に発言してもらうようにつとめ，なかなか発言しにくい新人やリハビリ職などの意見も拾い上げ，場合によってはその発言にポジティブな感想を言うことで，次からも発言しても良いかなと思ってもらう工夫も必要である．全体の時間を見ながら，これまでに出ていない視点からの話題を振ったり，適宜まとめたりしてカンファレンスが円滑に進むようにする．

研修医には自分の受け持ち事例以外のカンファレンスにも参加してもらうようにして，第三者的視点で考えてもらい，他の人の事例からも学んでもらうようにする．そして慣れてきた人には是非司会を経験してもらうと良い．司会を経験することで，フラットな発言を促すには司会の態度もかなり重要なことに気がつき，また最も集中してカンファレンスに臨むことに必然的なるため，適切な準備とフィードバックがあれば最も学習効果が高いからである．

参考文献
1）堀公俊．ファシリテーション入門．日経文庫．2004．

# 5 多職種連携とは
## What is Interprofessional Education?

酒井　郁子

博士 ( 東京大学・保健学 )
千葉大学大学院看護学研究科附属専門職連携教育研究センター　センター長
兼　看護学研究科看護システム管理学教授

Ikuko Sakai., Ph.D
Director of Interprofessional Education Research Center.
Professor of Nursing Systems Management, Graduate Schoo of
Nursing, Chiba University.

〒 260-8672　千葉市中央区亥鼻 1-8-1
E-mail：ikusakai@faculty.chiba-u.jp

## ▌提言

日本の病院総合診療医は，以下のノンテクニカルスキルを学習しブラッシュアップすることが求められる．①他者を尊重する倫理的態度，②コミュニケーションスキル，③他者を信頼し権限を委譲するなどの協働のためのスキル，④自己の専門職連携能力を常に内省し自己点検すること．

共に働くことが好きになり，患者中心の実践をチームで行うための態度知識スキルが獲得される．

## ▌キーワード

専門職連携教育（Interprofessional Education），専門職連携実践（Interprofessional Practice），健康関連専門職（Health Profession），社会化（Socialization）

## ▌要旨

医学教育のイノベーションの一つとして IPE が世界的に注目され，その学習効果に関する実証研究が蓄積しつつある．そして IPE は健康関連専門職の教育への実装が進んでいる．IPE の目的は，患者利用者のケアの改善であり，ケアとは治療も投薬も療法も看護も検査もすべて含まれる広い概念である．サイロを壊し，単一職種アイデンテイを修正し，専門職種間の連携によりインタープロフェッショナルな役割学習をすることにより，自職種と他職種の両方を尊重し，他の専門職と

### 専門職連携教育とはなにか？
## ▌現状

専門職連携教育は，二つあるいはそれ以上の専門職が協働とケアの質を改善するためにともに学び，お互いから学びあい，お互いのことを学ぶことである[1]．つまり相互の学び合いが必要な教育であり，チームの必要性を学ぶとか，同じ場所で同じ内容の講義を聞くという学習とは一線を画するものとされ，アクテイブラーニングと経験

の振り返りをベースとした実践的な学習が求められる.

専門職のコアコンピテンシーは, 医学であれ, 看護学であれ, 薬学であれ, ①専門職を区別し他の専門職を補足する complementary なコンピテンシー, ②二つ以降の専門職に共通した common なコンピテンシー, ③どの専門職も備えているべき協働する際に必要な collaborative コンピテンシーの3つに分類されるとされている[2]. この③のコンピテンシーは専門職連携教育 (Interprofessional Education 以下 IPE) により獲得される. つまり, 総合臨床医だけが持たなければならないコンピテンシーではなく, 専門職たるものすべてに必要なコンピテンシーである.

世界的に IPE が重視されつつあることから, 医学教育のイノベーションの一つとして IPE が注目されその学習効果に関する実証研究が蓄積されつつあり[3], IPE は健康関連専門職の教育への実装が進んでいる.

専門職の多くは, 大学を選択する高校生の段階で社会やメデイアの専門職のイメージにさらされ, 大学入学時にすでにステレオタイプな専門職役割の見方をもって, 入学してくる. とくに, 医学部や看護学部に入学する学生は, すでに「医師」「看護師」に対してある種固定化された時代遅れのイメージを有していることが多い. このような状態の学生に一つの (自職種の) 専門職教育を他の専門職との学び合いなしに提供すれば, 自職種役割の誤解の修正はされるだろうが, 他の専門職の役割は誤解されたままとなり, 単一の専門職同一性が生まれ, 専門職内の偏愛と他の専門職への誤解に基づいた差別が生じる[4]. とくに医学部の学生にその傾向が強いことは日本だけでないことが指摘されている[5].

たとえば,「チーム医療におけるコメデイカルの貢献」というような言質がある. このセンテンスの持つ, 他の専門職への尊重のなさと自職種への偏愛に敏感になることが IPE のスタートであるといえる.「チーム医療」とわざわざ医療にチームの枕詞をつけなければならないその「構え」と医師以外の健康専門職をすべて丸めてコメデイカルと称することへの抵抗のなさは,

医師がその基礎教育課程で他の専門領域の学生が受けている教育やその結果培っている自職種への価値を知る機会がないことが影響する, いわゆるサイロ化された教育により, 他の健康専門職の役割と機能をよく理解していないために生じる.

医師を例に挙げたが, 看護職も薬剤師も理学療法士も, 作業療法士も, ソーシャルワーカーも, サイロ化された教育を受ければ, どの職種もそうなる.

だからこそ, IPE が必要となる. IPE の目的は, 患者利用者のケアの改善であり, ケアとは治療も投薬も療法も看護も検査もすべて含まれる広い概念である. サイロを壊し, 単一職種アイデンティを修正し, 専門職種間の連携によりインタープロフェッショナルな役割学習をすることにより, 自職種と他職種の両方を尊重し, 他の専門職と働くことを好きになり, 患者中心の実践をチームで行うための態度知識スキルが獲得される. これがインタープロフェッショナルな社会化である[4].

## 病院総合診療医の教育への提言

### 病院総合診療医の教育のためにできること・なすべきこと

以上の現状を踏まえると, 日本の病院総合診療医の教育および学習のためになすべきことは以下の4点である. これらはノンテクニカルスキルであり, 学習して獲得していくべきものである.
① 患者利用者はもちろんのこと, 他の健康専門職を尊重する倫理的態度を身に着けること, そのために他の人々の価値への感受性を向上させる体系だったトレーニングをうけること.
② 人の話をよく聞き, 他者にわかるように発信し, 情報の共有を心掛け, 対立の解決ができるコミュニケーションスキルを身に着けること.
③ 自他職種の役割と責任を十分理解し, 利他的なヘルスケア文化を身に着けたうえで患者利用者にとってもっともよい選択肢を提示する, 他者を信頼し権限を委譲すること, といった, 協働のためのスキルをトレーニングすること.

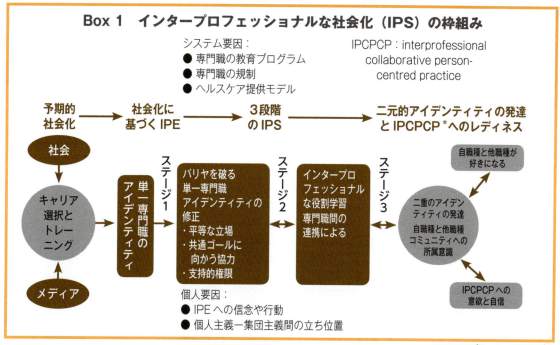

(Khalili et al. 2013)

④ 最後に，自己の専門職連携能力を常に内省し他者に脅威を与えていないか，他者から脅威を与えられていないかなどを，ポートフォリオなどを用いて自己点検すること．

## 用語解説

**専門職連携教育（Interprofessional Education IPE）**

専門職連携教育は，二つあるいはそれ以上の専門職が協働とケアの質を改善するために，共に学び，お互いから学び合い，お互いのことを学ぶことである．http://www.caipe.org.uk/resources/defining-ipe/　2017.8.22 閲覧

## 引用文献

1) Bainbridge L, Wood VI: The power of prepositions: learning with, from and about others in the context of interprofessional education. Journal of Interprofessional Care. 2012; 26(6):452-458.

2) Barr H: Competent to collaborate: Towards a competency-based model for interprofessional education. Journal of Interprofessional Care. 1998; 12(2):181-187.

3) Harden RM: Interprofessional education: The magical mystery tour now less of a mystery. Anatomical Sciences Education. 2015; 8(4):291-295.

4) Khalili H, Orchard C, Laschinger HKS, Farah R: An interprofessional socialization framework for developing an interprofessional identity among health professions students. Journal Of Interprofessional Care. 2013; 27(6):448-453.

5) Engel J, Prentice D, Taplay K: A Power Experience: A Phenomenological Study of Interprofessional Education. Journal of professional nursing : official journal of the American Association of Colleges of Nursing. 2017;33(3):204-211.

# 6 価値に基づく診療
## （Values-based Practice）ワークショップ
### Values-based Practice Workshop

野村　理

マギル大学 医療者教育修士課程
Master of Art student, Health Professions Education,
Department of Educational and Counseling Psychology,
McGill University

Department of Educational and Counseling Psychology, Education
Bldg., McGill University, 3700 McTavish Street, Montreal, Quebec,
H3A1Y2 E
E-mail：osamu.nomura@mail.mcgill.ca

## ▌提言

● 価値に基づく診療は，患者と医療者の価値に注目した新しい枠組みである．
● 価値に基づく診療ワークショップは，実臨床で価値に基づく診療を効果的に組み込むスキルの獲得を目的としている．

## ▌要旨

　VBP（values-based practice：価値に基づく診療）は，患者医師関係において価値に注目し臨床上の最良の意思決定を目的とする方法論である．VBP は 10 の要素で構成され，これらのプロセスを経て，互いに同意できないことに関する合意（ディスセンサス）への到達を目標とする．VBP ワークショップは，VBP の実臨床への応用，医療者への教育を目的に開発された．困難事例に関する模擬多職種カンファランス・家族カンファ

ランスを適応し，医療者間，医療者・患者／家族間での価値の相違に気づき，最良のパートナーシップの構築を体感することで，参加者の VBP の理解と実臨床での実践を目標としている．

## ▌キーワード

Values-based practice, 価値，多職種連携，ワークショップ

## ▌現状

　VBP（values-based practice：価値に基づく診療）は，患者医師関係において行われる臨床上の最良の意思決定を目的とする方法論である．EBM を重要なパートナーとしながら，NBM，臨床倫理やプロフェッショナリズムといった分野を包含し，またコミュニケーション技法を重要な

スキルとして，治療やマネジメントに関する臨床推論にも適応可能である．VBPの枠組みでは価値という用語が様々な思想・哲学的基盤から見直され，再定義される．特に，患者側の価値だけでなく，医療者側の価値を考慮することが重視されており，プロフェッショナリズムの複雑さを再認識し，臨床上の意思決定にどのように影響しているかが理解しやすくなる[1]．

## VBPプロセスの10要素（Box 1）

VBPの手順は**Box 1**のように概観することができ，「前提」，「プロセス」，「到達点」という3つの相に分けられる．VBPの前提とは，異なる立場の当事者が，それぞれの価値に対して敬意を持って接することである．そして，到達点とは共有された価値という枠組みにおけるバランスのとれた意思決定である．

したがって，当事者たちがこの前提を共有し，到達点に向かって協調しながら，プロセスを経ていくことが求められる．VBPのプロセスは「4つの臨床スキル」，「専門職同士の関係性に関わる2つの側面」，「EBMとの3つの関連性」，「パートナーシップ」というカテゴリーで構成されるが，この全てを網羅する必要はなく，これらのプロセスのうち1つでも活用することで，VBPの実践に近づくことができるとされる．

### 4つの臨床スキル
1. 価値への気づき：自身と他者の価値に気づく
2. 推論：事例検討などにより，自身や他者の価値について省察する
3. 知識：価値に関わる情報源を検索し問題解決を図る
4. コミュニケーション技法：ICE-StARというスキルを用いたコミュニケーション

### 専門職同士の関係性に関わる2つの側面
5. 当人中心の診療：患者やその家族の価値に配慮する
6. 多職種チームワーク：チームメンバーの多様性ある価値の視点を重視し，バランスをとる

### EBMとの3つの関連性
7. 二本の足の原則：エビデンスを考えるときは価値も同様に考える
8. 軋む車輪の原則：価値を考えるときにエビデンスを考えることも忘れない
9. 科学主導の原則：先進医療領域ではエビデンスと価値の統合が重要意思決定における合意形成

10. パートナーシップ：互いに同意できないことに関して合意する（ディセンサス [dissensus]）ことを通じてパートナーシップを形成する

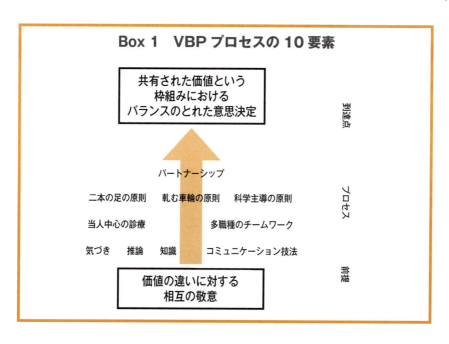

## VBP ワークショップ

　ときに VBP は概念的に難解であり，また学習資料も十分ではないため，個人での学びには限界がある．そこで，「実臨床でどのように用いるのか」，「どのように学び，教育するのか」にフォーカスを当て，筆者らは VBP ワークショップを開発・運営している[2]．発足から 1 年間で計 5 回のワークショップ，1 回のシンポジウムが開催され，これまでに約 120 名の医師・歯科医師・獣医師・薬剤師・看護師・理学療法士・作業療法士・社会福祉士・臨床心理士など多様な職種の方々にご参加頂いた．

　VBP ワークショップの目標は以下の 3 項目である．
1．価値の多様性を理解できる
2．患者の価値を引き出すスキル（ICE-StAR）の重要性を知る
3．VBP における多職種での議論が有用であると知る

VBP ワークショップのプログラム
参加者対象：医療福祉系専門職
参加者人数：20 名〜 30 名（1 グループ 5 名）
アジェンダ

1. 開会（5 分）
2. アイスブレーク（10 分）
3. レクチャー「VBP 総論」（15 分）
4. 模擬多職種カンファランス（30 分）
5. 家族カンファランス（40 分）
6. 休憩（10 分）
7. 振り返り Part1（10 分）
8. ミニレクチャー「ICE-StAR と VBP における臨床推論」（10 分）
9. 模擬家族カンファランス再挑戦（25 分）
10. 振り返り Part2（10 分）
11. 質疑・まとめ（15 分）

　本ワークショップは 3 時間のプログラムとし，VBP 概論の小講義により 10 のプロセスなどの知識を得たのちに，参加者の価値への気付きを促すグループワークをアイスブレークとして実施し，本題の模擬多職種カンファランスに入る設計としている．カンファランスは小グループ形式で行われ，グループ内の 5 人のメンバーが医師・看護師・薬剤師・理学療法士・社会福祉士などのそれぞれに割り当てられたシナリオにより役を演じる．カンファランスは 2 段階で実施し，まず 5 役の医療者により「高齢者における意思決定に向けた Swiss Cheese モデル」**（Box 2）** を用いて

### Box 2　高齢者における意思決定に向けた Swiss Cheese モデル

| 項目 | 情報 | 問題点 | 介入・改善のポイント |
|---|---|---|---|
| 環境：公共交通機関，買い物場所，医療・福祉施設，住環境（居室の段差・滑り止め・ドア開閉や幅） | | | |
| 社会：同居家族，親族，キーパーソン，仕事や家における役割，友人，ケア提供者，通所・居宅介護 | | | |
| 生活：身体機能（ADL），活動（移動手段，IADL），参加（趣味，健康維持活動，人付き合い） | | | |
| 医学的：医学的診断（外傷含む），難聴，視力低下，疼痛，褥瘡，痰貯留，カテーテル使用 | | | |
| 心理・精神：計算・読書・対話，睡眠，不安，うつ，動機づけ，記憶の問題，BPSD | | | |
| 経済：収入と支出，資産，家族等からの援助，健康・介護保険の自己負担割合，医療費・介護費用 | | | |
| 栄養：歯科的問題，嚥下の問題，食欲低下，食事準備，便通 | | | |

情報共有し，困難事例に対する診療方針を定める．次いで，患者家族のシナリオを割り振られた模擬患者（SP）が合流し，家族カンファファンスに移行，議論を進めるなかで患者や家族の価値，さらには医療者自身の価値をすり合わせながらディスセンサスへの到達を模索するものである．カンファランス終了後に，グループ内と参加者全体とでそれぞれ振返りを行う．その際に，SPの意見を積極的に共有することで，日常診療では得られにくい患者家族の真の想い（価値）に触れ，参加者に深い省察を促す構成としている．

文献
1）大西弘高，尾藤誠司．価値に基づく診療 VBP 実践のための10のプロセス．第1版．MEDSI, 2016. p295.
2）"VBP 的臨床推論"．http://vbp.hatenablog.com（2017年11月1日アクセス）．

## 提言

1．価値に基づく診療は，患者と医療者の価値に注目した新しい枠組みである

2．医療福祉専門職種間での価値への気付きは多職種連携を促進する可能性がある

3．Complex cases, Chaotic cases など，従来の生物学的観点を主眼としたアプローチ枠組では対応困難な課題への打開策をもたらし得る

4．価値に基づく診療ワークショップにより，価値に基づく診療を実臨床で効果的に用いることができる

# 7 チーム STEPPS
## TeamSTEPPS®

郷間　厳
堺市立総合医療センター
呼吸器疾患センター センター長
兼　呼吸器内科 部長

Iwao Gohma, MD
Director of Center for Respiratory Disease, and Head of Department
of Respiratory Medicine, Sakai City Medical Center

〒 593-8304　大阪府堺市西区家原寺町一丁 1-1
E-mail：iwaogohma@gmail.com

## ▌提言

● 医療の質と安全の向上のためには真のチーム医療の実践が重要である.
● 医療における医療安全の追求はグローバルかつ我が国の課題であり，現場のチームで対応する必要がある.
● 医療の安全は医療の質の向上と表裏一体であり，その達成には医療者の真の協働が不可欠である.
● 病院総合医にはエビデンスに基づく治療を行うことと同様にエビデンスに基づくチーム医療を実践していくことが要求されている. そのためにTeamSTEPPS® の導入が勧められる.

## ▌要旨

　古くからチーム医療の言葉があるが，関連職種が集まってチームと名付けリーダーに医師が収まれば

チーム医療ができるわけではない. 多職種連携教育・実践を進めるためには，その現場のチームによるトレーニングが必要である. TeamSTEPPS® は米国で開発されたチームワーク・システムである. 真のチームとして協働するためには，限られた資源と人材を活かし，個人志向からチーム志向への切り替えが要求される. エビデンスに基づいた真のチーム医療を実践するために TeamSTEPPS® の普及の推進が望まれる. 病院総合医は，TeamSTEPPS® を用いて組織改善に関われることが期待される.

## ▌キーワード

チーム STEPPS（TeamSTEPPS®），チーム医療（team-based care），医療安全（patient safety），患者安全（patient safety），多職種連携トレーニング（interprofessional training）

## 1）現状

　WHOが2011年に発行した患者安全カリキュラムガイドの緒言において，事務局長マーガレットチャン博士は次のように述べている[1]．「医療は過去20年間に目覚ましい発展を遂げてきました．20世紀中では，我々の疾病に対する知識と技術改革は全てが寿命の延長に貢献してきました．しかし，今日の最大の解決すべき課題の一つは，最新の臨床技術や最新のハイテク機器に付き合い続けることではなくなっています．代わりに，複雑で圧力にさらされ目まぐるしく変化する環境において，より安全な医療を提供することが最大の課題になっています．そのような環境では，しばしば物事は悪い方に転びうるからです．合併症は必ず起こります．意図的ではなくとも普段の診療の最中や臨床診断の結果として深刻な被害が患者に降りかかっています．（筆者訳）」

　医療の進歩に伴い，より安全で効果的な医療が提供されて当然のように思われるが，なぜ医療ミスや事故が非常に多く生じているのか．これに関して，死亡や重大な障害などの防ぎ得た出来事の主要な根本原因の大半が，一貫して医療従事者間や医療従事者と患者や家族との間の不適切なコミュニケーションであることが，米国Joint Commissionによる継続した調査の蓄積から報告されている**（Box 1）**[2]．これによると，約66％が無効なコミュニケーションに起因していた．

　最新の2010年から2013年のJoint Commissionのデータでは，防ぎ得た重大事故の根本原因上位3位以内には，引き続きコミュニケーションがあったことに加えて，3位以内を占めるその他はリーダーシップと人的要因の問題になっていた．すなわち，医療の質と安全を脅かしている原因にノンテクニカルスキルの問題が深く関係していることが現状である．ノンテクニカルスキルと対置されるテクニカルスキル，すなわち医療の技術や知識上の問題が事故に関連することも，もちろん少なくないが，現実にはノンテクニカルスキルに関連するものが過半数を占めているのである．

　しかしながら，わが国では，医療現場において，ノンテクニカルスキルの重要性の認識が現状ではなお充分とは言えない現状がある．

　ノンテクニカルスキルは個人の技術であるものの具体的に現場で実践する上では，チームを理解し，チームで実践することが必要と考えられる．このノンテクニカルスキルのチームでの実践は，米国で2005年に開発されたTeamSTEPPS®により医療機関に導入されてきている[3]．開発した米国国防総省とAHRQにより継続して改良されており，同時に米国だけでなく世界中の病院に総合的なトレーニングのプログラムとして導入されてきており，現在では25年にわたる研究の成果としてTeamSTEPPS® 2.0としてバージョンアップもされている．この間に，さらに多くの

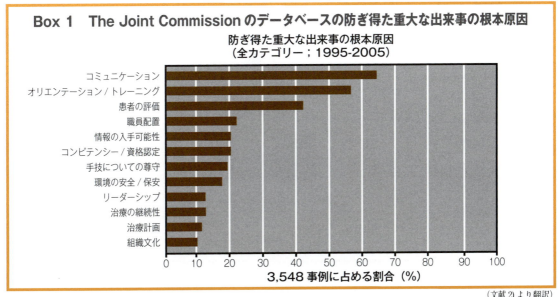

Box 1　The Joint Commissionのデータベースの防ぎ得た重大な出来事の根本原因

（文献2）より翻訳）

現場の改善効果のエビデンスが報告されている.

日本では種田が最初に導入し，その後も各所での導入事例が報告されている[4,5]．日本内科学会では，専門医部会の事業として2013年度より複数個所の医療施設で研修会を提供した[6]．その上で，専門研修カリキュラムの行動目標に「チームSTEPPSの技法を用いたチーム医療を実践できること」を明記した[7]．周産期救急教育コースであるALSO (Advanced Life Support in Obstetrics)ではTeamSTEPPSのトレーニングが組み込まれており，わが国でもトレーニングの効果が報告されている[8]．米国整形外科学会ではTeamSTEPPSトレーニングプログラムの中で，選ばれた整形外科医がトレーナーとして従事し，整形外科医や他科の医師・関連する医療専門家を対象に，効果的なチーム・コミュニケーションを目標としたワークショップを開催する事業も行われている[9]．

## 2）病院総合診療医の教育への提言

TeamSTEPPS®の枠組みの有効性は多くのエビデンスにより既に検証されていることから，そのまま適用していくことが推奨されるが，どのように訓練するかはその施設や現場に応じた適用が要求される．医療機関の経営トップは，チームのノンテクニカルスキルが必要であり，その為にはトレーニングが必要であることを認識していなければならないとされる．その認識に基づき，組織でのトレーニングを行うためにTeamSTEPPS®を導入することが勧められる．

TeamSTEPPS®のトレーニングを行い導入していく過程で，現場で率先して実践・普及もしていく役割を担うスタッフが欠かせない（TeamSTEPPS®ではそのような役割を現場で有効に担える人をChampionと呼んでいる）．病院総合診療医の教育の過程でも，TeamSTEPPS®のトレーニングを取り入れることを提言する．総合診療医がTeamSTEPPS®を学ぶことと同時に現場の導入のchampionとして活躍できるように到達目標を設定することが良いのではないかと考える．

一方でTeamSTEPPS®の大切な視点に患者や家族も医療チームの一員という考え方がある．これに4つのコア・コンピテンシー，リーダーシップ，状況モニター，相互支援，コミュニケーションを発揮することで，結果としてパフォーマンス，態度，知識の拡張がアウトカムとして期待される．これを図に表したものがTeamSTEPPS®のロゴとなっている**(Box 2)** [10]．

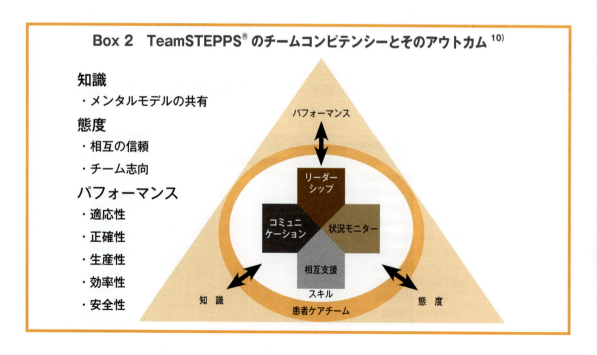

Box 2 TeamSTEPPS®のチームコンピテンシーとそのアウトカム[10]

この図が多くの医療機関の現場で実感を持って共有できるような実践がなされるように期待したい.


参考文献

1) Chan M. Forewords. Patient Safety Curriculum Guide: Multi-professional Edition. Geneva: World Health Organization; 8p, 2011. [Accessed August 15, 2017]. Available from: http://apps.who.int/iris/bitstream/10665/44641/1/9789241501958_eng.pdf

2) The Joint Commission. Improving America's Hospitals - The Joint Commission's Annual Report on Quality and Safety 2007. The Joint Commission, November 2007. [Accessed August 15, 2017]. Available from: https://www.jointcommission.org/assets/1/6/2007_Annual_Report.pdf

3) AHRQ. TeamSTEPPS Home. [Accessed August 15, 2017]. Available from: https://www.ahrq.gov/teamstepps/index.html

4) 種田憲一郎. 診療の安全と質を向上させるツール. 日内会誌. 2011; 100 : 226—235.

5) 郷間厳. チーム STEPPS ツールの活用と医療安全推進目的の組織への導入および多職種連携実践への展開. 病院安全教育. 2015; 3(1): 44-49.

6) 大生定義. 新しい内科専門医制度における「医療安全」について. 日内会誌. 2015; 104(11): 2375-2380.

7) 日本内科学会. 患者安全カリキュラムガイド. 内科専門医制度 内科専門研修カリキュラム. 471p-484p, 2017.

8) 新井隆成. Advanced Life Support in Obstetrics (ALSO) からみたこれからの実地教育. 母子保健情報. 2014: 68: 41-44.

9) American Academy of Orthopaedic Surgeons. TeamSTEPPS training program. [Accessed August 15, 2017]. Available from: http://www.aaos.org/education/TeamSTEPPS/teamtraining.asp

10) TeamSTEPPS® Japan Alliance in collaboration with AHRQ and DoD. チーム STEPPS 2.0 ポケットガイド. 2015. 訳・編集 国立保健医療科学院 医療・福祉サービス研究部.

# 8 シネメデュケーション
## Cinemeducation

浅井 篤

東北大学大学院医学系研究科　医療倫理学分野

Atsushi Asai,MD, PhD, M. Bioeth
Medical Ethics, Tohoku University Graduate
School of Medicine

〒 980-8574　仙台市青葉区星陵町 1-1
E-mail：aasai@med.tohoku.ac.jp

## ▌提言

● 全編を通して鑑賞する価値のある良質な作品群を選択する．
● 多忙な医療者のために時間のある時に全編を鑑賞できる環境を整える．
● 作品それ自体に対する批判ではなく作品で展開される物語について語り合う．
● 明確に教育目的を定め，グループ討議，ロールプレイ，事例検討など目的に応じた方法を用いる．
● 教育担当者は可能な限り公開される作品をフォローし，シネメデュケーションに用いる作品リストを常にアップデートする．

## ▌要旨

　シネメデュケーション（Cinemeducation）という言葉は広く知られている．家庭医学分野教授で心理学者 Matthew Alexander の造語であり，Cinema, medical, education が合成されている．大西らによれば，シネメデュケーションは医療の心理社会的あるいはスピリチュアルな側面に関する教育を促すため，映画やドラマの一部や全部を用いる方法である．同手法を用いた医療・看護関連領域の教育については世界中から実践報告がある．医療・看護における個別領域としては精神医学，心身医学，医療プロフェッショナリズム，家庭医学，看護学等からの報告があった．精神医学，心理学領域からの報告が多いが，医療プロフェッショナリズム教育にもよく使われている．様々な教育方法が実践され，映画の一部だけを提示する場合もあれば全編を鑑賞する場合もある．作品鑑賞後にはグループデスカッション，ロールプレイ，問題解決学習，批判的分析など様々な学習者参加型活動が実施されている．本手法に有用な作品群を例示する．

## ▌キーワード

シネメデュケーション
医療人文学
精神医学
プロフェッショナリズム
生命医療倫理

## 現状

シネメデュケーション（Cinemeducation）という言葉はすでに広く知られている．家庭医学分野教授で心理学者の Matthew Alexander の造語であり，Cinema, medical, education が合成されている[1]．Alexander らが 2005 年に編著した Cinemeducation A comprehensive guide to using film in medical education. は本領域ではバイブル的存在であり，彼らは 2012 年に第 2 巻を出版している[2]．

大西らによれば，シネメデュケーションは医療の心理社会的，あるいはスピリチュアルな側面に関する教育を促すため，映画やドラマの一部や全部を用いる方法である[3]．仁平は，映画を人間形成的視点から効果的に援用し，人間の健康や疾病あるいは医療や衛生・公衆衛生などの世界を理解・解釈しながら対象となる事象をクリティカルに受容しながら，保健医療などの職業倫理の確立や普遍的な人間性の涵養を目的とすると述べている[4]．同方法は，特定のテーマについて学習者に理解させるため，あるいは学習者の推論力や思考力を育成することを目指すためにも用いられる[5]．

シネメデュケーションを用いた医療・看護関連領域の教育については，世界中から実践報告がある．米国は言うに及ばず，英国，イタリア，スロベキア，ドイツ，タイ，ジョージア，ブラジル，韓国，イスラエル，日本などの国が含まれる[1〜7]．

執筆にあたり文献をレビューした結果，精神医学，心身医学，医療プロフェッショナリズム，家庭医学，看護学等の領域からの報告があった．圧倒的に精神医学，心理学領域からの報告が多いが，医療プロフェッショナリズム教育にもしばしば使われている．ちなみに本手法の発案者である Alexander らは心理学やソーシャル・ワークを専門にしている．世界的には宗教学，歴史学の分野でもしばしば活用されている[5]．シネメデュケーションの対象者は医師，レジデント，医学生，看護師，歯科学生等様々であった．

様々な教育方法が実践されている．映画の一部だけを提示する場合もあれば全編を鑑賞する場合もある．作品鑑賞後にはグループデスカッション，ロールプレイ，問題解決学習，批判的分析など様々な学習者参加型活動が含まれている．個人作業として，映画の中で最も動揺したシーンを詳細に思い出させ，その後個人の考えを深めるための議論を行ったり，精神科・神経難病領域の疾患を学生に診断させたりする試みもある[5]．Alexander らは映画のクリップを，学習者に一度目は無音で二度目は音声付で見せ，言語的コミュニケーションへの気付きと言語・非言語情報の整合性を深化させる試みを報告している[1, 2, 4]．

Alexander はシネメデュケーションについて，個人情報を気にすることなく良質の事例を提示できる，学習者が現実よりも多様な疾患や障害を体験できる，学習者と事例に現実的な関係がないので自由な反応ができる，短時間で議論を誘発できる等を利点として挙げている．また，質の低い映画は非現実的でクリーシェイ（陳腐な決まり文句）しか提示しないステレオタイプに陥りがちだが，良い作品は現実世界について深く意味のある洞察を提供できると述べている[2]．大西らによれば，同方法の長所には，低コスト，低人的リソース，時間効率的，参加者を巻き込みやすい，記憶に残りやすい，誰かを傷つけられる危険性が少ない，一度に多数の参加者を同時に相手にしやすいことが挙げられる．一方，その短所には，教育目的に合致したコンテンツがないことがある，感情を揺さぶり過ぎる，論点のステレオタイプ化（固定観念化，単純化）が起き得る，現実の深刻な問題を軽く扱い過ぎる，受動的で参加者の状態によっては全く効果がない結果となることが指摘されている[3]．学習者からは概ね良い評価を得ている[1, 2]．

## 提言

筆者は今まで主に生命医療倫理学領域および医療プロフェッショナリズムに関するテーマでシネメディケーションを行ってきたが，大切なことは可能な限り質の高い作品を数多く見つけることだと感じている．**Box 1** にスロベニアの家庭医がそのコンピテンシーを高めるために有用だと選んだ 17 作品のうち，本邦においてＤＶＤ

等で入手・鑑賞可能な 14 本を提示する[7].
Alexander らが加齢について学ぶために有用して
あげている日本語作品には『楢山節考』(今村
昌平監督, 1983 年), 『ワンダフルライフ』(是枝
裕和監督, 1999 年), 『まあだだよ』(黒澤明監督,
1993 年), 緩和医療には『生きる』(黒澤明監督,
1952 年) が含まれていた[2]. これらの作品を
シネメデュケーション教育に活用する, または
各自が鑑賞することをお薦めしたい.

筆者は日本医学教育学会の旧「倫理・プロ
フェッショナリズム委員会」活動の一環として
「生命医療倫理教育に有用な映画作品リスト
(2013 年 6 月)」と「臨床倫理の教え方を学ぶ／
臨床倫理の教え方を教える・臨床倫理教育
セッション 3 映画を通して学ぶ医療倫理」を
作成し同学会ＨＰに掲載している. 参考までに
最近の良い作品リストを **Box 2** に挙げる. 参考
なれば幸甚である.

---

### Box 1 スロベニアの家庭医が選んだ作品群[7]

『4 か月, 3 週間, と 2 日』(2007 年)
『50 / 50』(2011 年)
『愛, アモーレ』(2012 年)
『恋愛小説家』(1997 年)
『ドク・ハリウッド』(1991 年)
『Dr. T と女たち』(2000 年)
『ブラジル, 女医ヴェロニカの欲望』(2012 年)
『ハンナとその姉妹』(1996 年)
『最強のふたり』(2011 年)
『マグノリアの花たち』(1989 年)
『ドクター』(1991 年)
『英国王のスピーチ』(2010 年)
『ラスト・キング・オブ・スコットランド』(2006 年)
『ギルバート・グレープ』(1993 年)

---

### Box 2 筆者が選んだシネメデュケーションに有用な近年の作品群と主要テーマ

『ダラス・バイヤーズクラブ』(ジョン＝マルク・ヴァレ監督, アメリカ, 2013 年):HIV 感染症,
医学研究, 患者医師関係
『エリジウム』(ニール・ブロムカンプ監督, アメリカ, 2013 年):医療制度と経済格差
『おみおくりの作法』(ウベルト・パゾリーニ監督, イギリス＝イタリア, 2013 年):死後の尊厳
『100 歳の華麗なる冒険』(フェリックス・ハーングレーン監督, スウェーデン, 2013 年):超高齢
者の活躍
『アリスのままで』(リチャード・グラッツァー, ウォッシュ・ウエストモアランド監督, アメリカ,
2014 年):若年性認知症, 事前指示, 家族, 人間存在
『ハッピーエンドの選び方』(シャロン・マイモン, タル・グラニット監督, イスラエル, 2014 年):
自殺幇助
『エール』(エリック・カルティゴ監督, フランス, 2014 年):障害, 家族, 自己実現
『最高の花婿』(フィリップ・ドゥ・ショーヴロン監督, フランス, 2014 年):異文化遭遇
『イミテーション・ゲーム』(モンテン・ティルドゥム, イギリス・アメリカ, 2014 年):人工知能,
性的志向, 戦時のジレンマ
『アイヒマンの後継者 ミルグラム博士の恐るべき告発』(マイケル・アルメレイダ監督, アメリカ,
2015 年):心理学研究, 欺瞞, 人間の性
『サウルの息子』(メネシュ・ラースロー監督, ハンガリー, 2015 年):絶滅収容所と人間性
『殿, 利息でござる！』(中村義洋監督, 日本, 2016 年):利他主義と日本人

文献

1) Alexander M, Lenahan P, Pavlov A. edition. Cinemeducation A comprehensive guide to using film in medical education. Radcliffe Publishing, Oxford, 2005.

2) Alexander M, Lenahan P, Pavlov A. edition. Cinemeducation Volume 2 Using film and other visual media in graduate and medical education. Radcliffe Publishing, London, 2012.

3) 大西弘高 飯岡緒美 高田和秀. 患者教育に関する医療者教育をどう改善すべきか. 家庭医学. 2010;15 (2): 46-53.

4) 仁平 成美, 瀧澤 利行. 医学教育方法としての「シネメデュケーション (cinemeducation)」―その方法の系譜と課題. 茨木大学教育部紀要 (教育科学) 2016; 65: 307 - 322.

5) 小林忠資 寺田 佳孝 仲井俊樹. 大学における映画を活用した授業の特徴 名古屋港 J 等教育研究. 2014; 14: 177-194.

6) Lumlertgul N, Kipaisalratana N, Pityaratstian, et al. Cinemeducation: A pilot student project using movies to help students learn medical professionalism. Medical Teacher. 2009; 31: e327-332.

7) Ketis, ZK, Svab I. Using movies in family medicine teaching: A reference to euract educational agenda. Zdr Varst .2017;56:99-106.

# 9 ポートフォリオ勉強会
## Study session for portfolio

大西　弘高

医学士，医療者教育学修士，医学博士
東京大学医学系研究科医学教育国際研究センター

Hirotaka Onishi, MD, MHPE, PhD
International Research Center for Medical Education,
Graduate School of Medicine, The University of Tokyo

〒 113-0033　東京都文京区本郷 7-3-1 医学部総合中央館 2 階
E-mail：onishi-hirotaka@umin.ac.jp

## ▌提言

● 病院総合医による「総合的な能力」の学び
および評価にとって，ポートフォリオは非常に
有用なツールである.
● 医師にとって省察的実践による学びが重要
であり，ポートフォリオは省察を促すために最も
重要なツールの 1 つである.
● 省察は個人的にも可能だが，指導者や同僚と
共に行う方が深まることが多いため，ポート
フォリオ勉強会は共同的な省察の場として有効
である.

## ▌要旨

　病院総合医は，超高齢社会を迎える現代にお
いて，ますます複雑かつ総合的な能力を求めら
れている. ポートフォリオはそのような病院総
合医の実力を涵養するため，そして評価するた
めに有用なツールである. ポートフォリオとは，
学習者が自ら学んだ内容や省察内容を記録して，
まとめ直したものを意味する. 医師のような専門
職が実践を振り返りつつ学びを深化させていく

ことを省察的実践と呼ぶが，ポートフォリオは
省察的実践を文章化し，具体化するためのツール
であるとも言える.
　省察的実践は，現場で「なぜ」,「ここが分から
ない」などと感じる行為中の省察と，それを後に
文献などを通じて振り返る行為後の省察の組合せで
行われる. このような省察内容をポートフォリオ
に記述することで，指導医や同僚がその経験を
吟味し，互いに学び合うことが可能となる. ポート
フォリオ勉強会で内容を開示することは心理的
障壁も生じるため，運営者は配慮が必要となる.

## ▌キーワード

ポートフォリオ，ポートフォリオ勉強会，省察的
実践

## ▌現状

　病院総合医の学びという意味で，1 つ例を挙げて
みたい. フレイルと認知症のある 87 歳女性が，
誤嚥性肺炎疑いで救急外来を受診し，入院と

なった．2日ほどでせん妄や発熱は落ち着いたが，食事摂取不良があり，また元々は自宅内でトイレにも手すり歩行によって行けていたが，入院後は車椅子移動もかなり困難となった．入院1週間後には，車椅子移動のリハビリを開始できるようになったが，この時点ですでに看護師や医療ソーシャルワーカー（MSW：medical social worker）から退院に関する意見を求められるようになった．

退院調整には，①環境（住居，周囲の医療・福祉施設など），②社会状況（本人の役割，家族やケア提供者），③生活（ADL［activities of daily living］やIADL［instrumental ADL］，趣味など），④医学情報（診断やCGA［comprehensive geriatric assessment］など），⑤心理・精神（意欲，睡眠，認知症やBPSD［behavioral and psychological symptoms of dementia］，精神状態など），⑥経済（収入源，資産，支出など），⑦栄養（嚥下，歯科的問題，食欲など）といった網羅的な情報収集と，これらに対する判断が必要となる．また，患者本人だけでなく，家族の意向も確認しなければならないし，退院後の診療（外来か訪問診療か）や介護にも道筋を付けなければならない．法的に，多くの医療・福祉専門職は医師の指示の下で業務を行うことになっており，看護師やMSWが意見を求めているのはその自覚を促すものであると考えてよいだろう．

病院総合医は，このような事例に対して「総合」的に最善の医療を提供する役割を期待されている．ポートフォリオは，「総合的な能力」に対する学習をサポートすると共に，評価ツールとしても作用する．教育学的には，このような複雑な内容を評価するよいツールは少なく，日本プライマリ・ケア連合学会における家庭医療専門医認定の評価にも用いられている[1]．

## 病院総合診療医の教育への提言

### ポートフォリオとは

臨床医は，学習の多くを業務経験から得る．それゆえ，多くの経験を積んでいる者の方が深い学びをしている傾向はある．しかし，その学びが他の施設や地域，他の国に一般化可能な内容かを客観的に示すことは容易でない．経験や学びを互いに話して，似ている点，相違点を比べることは1つの方法だが，そのような場はあまり多くない．それよりは，他の施設で働く医師がまとめた文章と自らの経験とを比較する方が簡便であろう．

このように，ポートフォリオとは，学習者が自ら学んだ内容や省察内容を記録して，まとめ直したものを意味する．そのような形にすると，どの部分の学習に強み，弱みがあるとか，どのように改善すればよいかが分かりやすくなる．そのような情報は指導医にとっても指導の見直し，経験の場の改善につながり，有用である．

### 省察的実践とは

省察的実践（reflective practice）は，専門職が実践を振り返りつつ学びを深化させていく方法である[2]．Schönは，専門職が現場での驚きや気づきを学びにつなげている点に注目した．例えば，「独居高齢者に対する地域の支援体制にはどういうものがあるのだろう」というように．「即興」的な対応を行う際に生じる思考は行為中の省察（reflection-in-action）と呼ばれ，専門職の特徴的な振り返りである．一方，行為中の省察に対し後に振り返り，どのようにすればより次回改善できるかを考えることは行為後の省察（reflection-on-action）と呼ばれ，これによって即興的対応の質を向上させることができる．

省察的実践は，行為中の省察を記憶，記録に留めることから始まる．その後，少し時間が確保できるときに，行為後の省察において教科書や論文，記事などの参照資料と照らし合わせることで，自分だけの持論にしてしまうことなく深い学びが可能となる．この学びの内容を記録に残すことはポートフォリオ作成になる．書くという作業自体も自らの具体的な経験を抽象的な概念に照らし合わせることにつながり，理解が深まりやすい．さらに，行為後の省察は1人で思いを巡らせることも可能だが，誰かと共に話し合うと自らが見えていなかった面が見えてくることも多い．

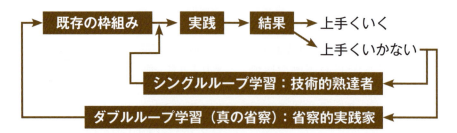

**省察的実践のシングルループ学習とダブルループ学習**
　省察的実践におけるフィードバックの深さには二段階あることが指摘されている．実践が上手くいかなかったとき，実践の変更に終始する振り返りはシングルループ学習と呼ばれ，比較的浅い振り返りに留まる．一方で，実践の変更だけでなく，それを支える理論や考え方の枠組み自体にも振り返りを求める学習はダブルループ学習と呼ばれ，省察的実践家に特徴的な省察となる．これを行うには，指導医との対話や文献的な検討が必須と言えるだろう．

### ポートフォリオ勉強会

　ポートフォリオ勉強会は，ポートフォリオ作成をより精緻化するためのチームによる取り組みである．施設内部で行うことが多いが，より違った考えに触れるために外の施設の人たちを行えばより学びが深まる面もある．研修中の医師は，勉強会に向けてポートフォリオの草稿をまとめ，これを指導医や同僚と検討することによって，互いに学び合うことができる．

　ポートフォリオを他の人たちに開示するのは，自らの診療内容を批判されるのではないかなどと不安が生まれやすい点には注意が必要である．特にフィードバックの仕方などに関し，責めることのない場の雰囲気（no blame culture）を作り，勉強会に自らの事例を出してよかったと思わせることは指導的立場にある者の責務である．

文献
1）日本プライマリ・ケア連合学会 編．日本プライマリ・ケア連合学会 基本研修ハンドブック．南山堂，東京，2017
2）Schön DA: The Reflective Practitioner: How Professionals Think In Action. Basic Books, 1984．（柳沢昌一，三輪建二監訳．省察的実践とは何か―プロフェッショナルの行為と思考．鳳書房，東京，2007）

# 当日記録

① 午前の全体討論の記録
② 午後　講演5の後の討論記録
　講演5：ナースプラクティショナーの教育と地域での実践
　WS1：患者の意思決定のための病院総合医の役割
　WS2：看護師－医師の協働体制はどのように変化していくか
　WS3：わが国におけるこれからの病院総合医のあり方
　WS4：地域病院を盛り立てられる病院総合医の育成の場とプログラム

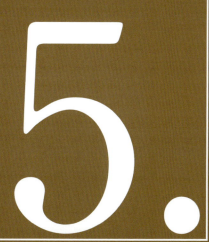

第12回ジェネラリスト教育コンソーシアム「病院総合医教育の最先端」
とき：2017年9月3日（日）10：30～17：00
ところ：東京大学医学部総合中央館（医学図書館）の3階　333会議室
開会のことば（趣旨の説明など）　　大西弘高
講演1：GPEPとそのテーマ「逃げない，何でも引き受ける」　　木村琢磨
講演2：総合診療医学の論文に書かれた「病院総合医の条件」について　　川尻宏昭
講演3：病院総合医の国際比較と現状　　大西弘高
講演4：病院長の立場からみた病院総合医のあり方　　亀谷学
全体討論

# ① 午前の全体討論の記録

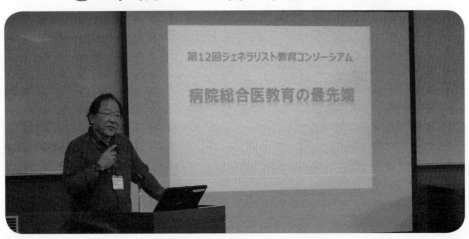

**藤沼：**第12回ジェネラリスト教育コンソーシアムを始めます．前回は本年1月に神戸で社会疫学をテーマに開催しました．普通の学会や研究会ではなかなか聞けない話がずいぶん聞けました．詳細は，そのMook版「社会疫学と総合診療」（近日刊行）をご参照ください．本日は，病院総合医教育というテーマを選びました．近日（2017年9月14日）に病院総合診療医学会があります．そこでやられないような議論をしたい（笑）．そのように考えています．しかも本日はかなり先鋭的なメンバーが集まっているところを見ると，この業界のかなりとんがっている人たちが集合しています．今回，企画のほうをお願いした大西弘高先生に本日の流れをお話しいただきます．

**大西：**今回，「病院総合医教育の最先端」というテーマを藤沼先生にいただきました．私はこのジェネラリスト教育コンソーシアムに参加するのは初めてですので，若干，どういう感じの会で，どういうふうに企画したらいいんだろうと，いろいろ悩んで藤沼先生と相談しました．私は，病院の総合医，総合内科医，総合診療医ということでずっとやってきて，途中でどうもこのままのキャリアでいくと自分がつらくなりそうだということで，医学教育のほうに若干キャリア・チェンジしました．しかし，その後も元々の医師像を捨てきれずいます．教育の仕事をしていてもいろいろなジェネラルな仕事をしています．本日は，午前中は私も含めて4人が登壇し，病院総合医教育というテーマについてお話し，その後皆さんと討論をしたいと思います．また午後は，病院総合医の将来像を考えるうえで一つカギを握るのがナースプラクティショナーであるということで，私が知っている範囲では最前線で活躍している中山さんをお呼びして，

講演していただきます．その後，二つのセッションに分かれて皆さんがワークショップに交互に参加していただき，いろいろな角度から議論を深めていただきたいと思います．
（以下，講演1～4が行われました．講演後の全体討論は下記の通りです）

**藤沼**：講演の先生方ありがとうございました．ここから全体討論を行います．演者の方々への質問でもよろしいですし，ご自身のご意見，主張でも結構です．

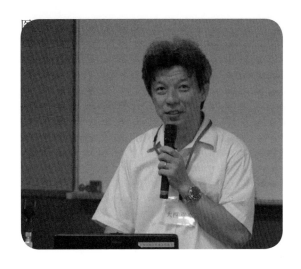

**フロアA**：病院で呼吸器の研修を始め，専門医を取ったあとに診療所に勤め，そこで家庭医に目覚めました．亀谷先生にお聞きしたいのですが，研修医に教えていますが，identity crisis というか将来どうなるかというところで，なかなか見えにくい．制度に頼らない．勉強の仕方をまず教わることが必要です．家庭医，総合医の勉強でなかなかフォーカスが絞れないという印象を持っています．まずは内科の subspecialty を研修で勉強して，そのうえで家庭医療学に入ったほうが効率がいいのではないかと思います．これについてご意見をお聞きしたいと思います．

**大西**：専門をやるというほうが楽だと思えばそちらに行く人もいるだろうと思います．チャレンジングなことをやりたい人は，一度は専門に行ってもまたジェネラルなほうに戻ってきたいという人もいると思います．ただいったん専門医になってしまうと，こういうふうな専門性の高い患者さんを診てほしいという病院側の期待もかかってくる．そこから抜けきれないで，ある領域の患者をたくさん診て論文も書いたりするとその領域の専門医になってしまう．ですから初めからジェネラルな研修をしたほうが，その後はやりやすいと思います．もともと総合診療を牽引した人に，小泉先生のように外科医もいますが．

**亀谷**：内科の subspecialty と家庭医は根本的に異なります．その教育方法も違いますので，まず私自身の経験からお話しします．私は，米国の家庭デンシーのプログラムを翻訳して，「プライマリ・ケア－何を学ぶべきか－」という本を上梓しました．その過程で，家庭医を育てるときにどういうことが重要かを，まず知識として持っていました．私は病院長のときには管理職として忙しく勉強もできず臨床も少ししかできませんでした．病院長を退任後家庭医の勉強をし直しました．そのときに，家庭医は家庭医から臨床を習うのが一番良いということを学びました．家庭医は専門医です．その専門医から家庭医を学ぶ．それがベストであって，ほかの specialist の下で勉強すると，家庭医の核の部分は育ってきません．いろいろな専門科を勉強するとそれなりに包括的な知識は得られますが，一人の医師がすべての科を診るというダイナミズムは，家庭医の専門医だからこそできるのです．つまり，他の subspecialty を先に研修して，家庭医とは異なる診療形態に染まるより，直接，家庭医の勉強をするべきであると，私は考えています．また，内科の subspecialty を回る場合，多くは入院中心にその専門領域の診断がついた患者さんを診ることになりますが，家庭医は外来で未成熟な訴えの中から診断を絞りこむことから始まります．つまり研修の方略が根本的に異なります．家庭医になるには，外来研修を中心に，はじめから家庭医専門医の下でトレーニングするのが一番よいと私は実感しています．それでは病院総合医はどうかということになりますが，私は家庭医をベースに研修を組み立てるべきであると考えてお

ります．あとはどのような立場で病院総合医として務めるかですこし変わってくるような気がします．病院総合医として幅広く臨床をやりたいという場合は，さきほど私が講演で紹介した総合診療センターのようなシステムがあると，垣根を超えていろいろな専門領域も勉強できると思います．

**木村**：今のフロアからのご質問は，内科系 subspecialty の研修をしてから病院で general をやったほうがいいんじゃないかということがメインだったと理解していますがいかがですか．

**フロアA**：僕の中では病院 general という立場が不明確で，家庭医が一番おもしろいのです．それとはまったく別に病院専門医の修練を積んでいて，家庭医と出会って，こんな面白い分野があったのかと気づかされました．そのときに，いろいろなことに興味が持てて，調べ物をするときに役立ったのが病院専門医のテクニックでしたから，基礎的な勉強のしかたは病院総合医と専門医でオーバーラップしてくるのではないか．最初から家庭医や総合医を目指す研修医から，identity crisis に起因する迷いを聞くものですから，そのような迷いを打ち消すために発言をしました．

**木村**：今後制度の問題で，いわゆる double board の懸念もあり，内科系の subspecialty を持って地域で開業して，総合診療専門医を取りたいというときにどうなるのか議論されるのかもしれません．

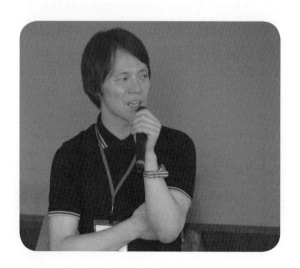

そういうことがカギになると思います．もともと内科系の subspecialty をやっていた人が，総合診療専門医をこれからのキャリアとして選択すれば，そういう人へはじめから general をやって来た指導医が教育をすればいい．これまで既存の内科系 subspecialty の仕事をしてきた指導医が病院で general の教育を行うのにはリスクがあるというのが私の意見です．カギは，総合診療専門医をきちんととった病院の指導医が，内科系の subspecialty から総合診療医への transform の指導を行うこと，これは総合診療医を増やす一つの break through になるんじゃないかと思います．

**フロアB**：亀谷先生のおっしゃるように病院長や病院幹部のコントロールが絶対大事だということは自分も話しています．病院幹部は病院総合医の重要性はかなり認識してきていると思います．実際の現場では中堅の臓器別専門医の先生はなかなか「うん」と言ってくれない．その人たちのコントロールを病院長がするわけですが，先生が言うことを中堅どころの先生は聞くのでしょうか．作ろうという機運の高まったときは同調することはありますが，何年か経つと医局から派遣されてくる先生が反対したりしてだんだん崩れていく．大学から病院総合医をしたい人が配置されれば臓器別専門医も協力してくれると思いますが，不満が出てきたときが危ないと思います．

**亀谷**：アドバイスは難しいのですが，微妙なところは先生がおっしゃるとおりです．トップがどこまで牽引するか．それによって中堅がどちらを向くか，それがカギになると思います．私が病院長のとき，当初は，孤軍奮闘でした．病院のコンセプトにプライマリ・ケア教育を打ち立てていましたので，当時の副院長は内科専門医でありながら general の重要性を感じたのでしょう．その上で，彼は，病院長になったときに general を推し進めるセンスがあったのです．ここでは内科専門医の研修の場も兼ね備えることに注力し，総合診療センターの発想が生まれたようですが，トップが旗を振ると下は付いてくることを実践してくれました．もちろん，トップが揺らげば難しい局面はあると

思いますし，この問題はそういう危うい側面も内在しています．

**フロアB：**日本のいわゆる中規模病院の病院長で，先生のような方は何％いるでしょうか？

**亀谷：**それは難しい（笑）．病院長が意識を持っていてもリーダーシップを発揮できない．中堅がよそを向いてしまうところが多いかもしれません．経営や教育の面から考えて"良い"とわかっていても下が付いてこないときの，key person は総合診療の医師です．総合診療の医師が，研究もやりながら活動を広げていくことによって病院内で認知されると，病院長は彼らを上手に使ってまとめることができる．そのような総合診療医を育てることが重要ではないでしょうか．

**フロアC：**JCHO の病院で8年目の医師をしています．JCHO では卒後6年目以上の医師を対象に2年間プログラムを作成しています．総合診療を行うことを4つの柱の一つにしていますが，実質は病院としてのバックアップがあるわけではありません．病院総合医を指導する人がいないといけないのですが，いまだ理解は不十分と言われています．後期研修医を病院総合医に育てるということが大事なのですが，現状は，そこは今後の課題であると思います．2点質問です．私は内科認定医と病院総合診療医学会の認定医しか持っていません．内科系で病院総合診療をやっている人でまれながらいて，私もそうなのですが，そういう医師のキャリアプランが不明です．今後も内科専門医を育てるという意味で，病院総合医の役割が必要で，内科専門医から病院総合診療的なことをする医師が出てくると思います．そういう内科系の総合医のキャリアプランについてどう考えているのでしょうか．もう一つ，後期研修医の指導はどうするかは，最近かなりいろいろな病院でかなり定まってきていると思いますが，卒後6年目以降のキャリアプランがあまり明確ではないように思います．6年目以降はとりあえず臨床をすればいいのか．臨床だけ続けるという人もいますが，そう人は少数だと思います．MPH とか大学院に行くとか臨床研究も大事なのかと思いますが，そこのキャリアプラン

はよくわかりません．内科系の病院総合診療の研修をしたが，6年目以降は臓器別の専門医療に行ってしまうという人が結構います．その辺についてご意見をお聞きしたいのですが．

**川尻：**まったく経験則で申し訳ないのですが，私がいた国立名古屋病院は700床の病院ですが，総合内科の部門長をしていました．そこでは総合診療専門医や日本プライマリ・ケア連合学会の認定医はとっていなくて，内科の認定医，専門医でした．しかしやりたいことは病院の中での総合内科であったり，ICU 的な部門であったり，あとは家庭医療に近いような外来の診療でした．若い人たちには，どちらから入ってもいいよと言いました．実際それでよかったと思います．外から家庭医療の専門医を取った人たちが病院でやりたいと言ってきた人もいたし，自分のところで初期研修をやった人が内科に行って総合内科専門医を取っていった人もいました．病院の総合内科部門を作って行くときは，そういう多様性のあるキャリアを積んできた人が，むしろ混在していたほうがよい．今後の制度として，病院総合医は二段階とか二階建てといわれていますが，内科専門医や総合診療専門医があって，その上に病院総合医があるというイメージのほうがわかりやすいです．今病院に求められている役割を担う人材としては，妥当だと思います．問題はその後です．その後病院総合医としてやっていく人もいるし，その人たちをマネージしていく人たちが大事です．病院総合医部門が病院の中でやってゆくためには，病院のトップにその必要性を強く感じてもらうことが大切だと考えます．私の場合，血液内科がご専門であった当時の院長が，病院の中の総合内科はいわばオーケストラのコンダクターのような役割が期待されると言ってくださり，いろいろな整備をしてくださいました．それに従って幹部も動きました．もう一つは，病院総合医部門が何を出せるかです．そこは質で勝負するしかありません．専門家に立ち向かうために，相手が納得するようなものを出し続けることです．そのためにも部門を統括していくリーダーが必要です．個としての病院総合医がさらにその上のマネージャになる．その場合どう

いう能力が必要かはまた議論しなければなりませんが，そこが一つキャリアとしてはあると思います．あとは初めの質問にありましたが，論文を書いたりリサーチをしたりとかいう面では弱いところがあります．そこはどうしてもアカデミックな部分と結びつかなくてはいけません．1 大学総合診療部が頑張ろうとして少し弱体化したとき，医学教育部門が立ち上がってきています．今後アカデミックな部門にどのようにキャリアアップしていくか，そこから病院総合医を支えていくということが考え方としてはあると思います．

**藤沼**：内科のキャリアを積んでいる方で病院総合医になりたいという人は結構いるのでしょうか．

**川尻**：僕も内科学会に入っていますが，病院の中で総合診療的なことをやりたいと思っている人，キャリアとして内科をとりたいと思っている人はいると思います．

**フロアC**：内科系から総合診療を目指している人は割といて，僕もキャリアの相談を受けることがあって，そういう人たちがどういうところで研修したらいいのかわからない．卒後2，3年目の人はホスピタリストに惹かれているので，そういうところに研修に行きます．僕は総合内科専門医をとって，いまは大学院でMPHの勉強をしています．実際は家庭医療のベースを知ったうえで，総合内科とか病院で働いたほうが地域の診療の質は良くなると思います．今のホスピタリストはアメリカから輸入していて，アメリカでは family medicine と hospitalist はそれほど仲がよいわけではありません．アメリカ型のものを日本に持ってきても，はたしてうまくいくのか疑問があります．家庭医療を勉強しながら，内科側から総合診療に行くときに，家庭医療のエッセンスをどうやって勉強するのかが，いま弱いのではないでしょうか．その点皆さんの意見をお聞きしたいです．

**フロアD**：私も内科医としてやってきて行き詰った時期があります．内科の知識だけではまったく対応できないことが増えてきました．家庭医のエッセンスを研修医から教わりました．今勉強会に行っています．正規のルートでなくエッセンスを学んで，診療が楽になってきました．後輩にジェネラリストになりたいという人が来ましたが，この人にどういうキャリアを勧めたら，内科と家庭医のエッセンスの両方を学べていい医師になれるのか．今総合診療の専門医を取ろうとすると小児科をやらなければなりません．でも病院では小児科がいるので研修は要らない．だけど家庭医のエッセンスは学びたい．こういう人にどういう道があるのか，教えてください．

**木村**：大学では内科は臓器別です．若い人で，内科をやりたいという人はいますが，内科の中でどこの領域を選ぶかしか立ち位置がありません．後期研修で，総合診療科へ内科の研修を補完するために来て，その後，循環器に行く方もいる様ですが，そもそも今の初期研修では内科の基本は習得できないでしょう．大西先生，内科の研修をどうしたらいいでしょうか？

**大西**：もともと内科医の中に，昔の internal medicine というのが内科であるという復権を訴える人がいると思います．しかし専門分化したものを元に戻すということは無理です．いまの内科学会の中に総合内科の明確なビジョンがありません．総合内科を育てていくという方針もない．JCHOや日本病院会が病院総合医を謳い始めたのは，日本で総合内科医を病院の機能を高めるために持ってくるのは無理である．病院総合医という名前にし

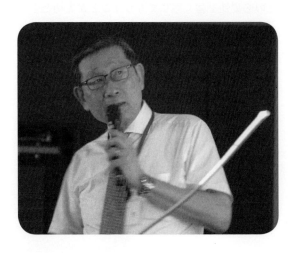

て総合診療医に期待しようことを背景にしての病院総合医という名称です．それをどのようにして育てるシステムがあるかと言われると相当難しい．

**亀谷：**大学の教授会は specialist の集まりです．全科を横断的に捉えるのが専門であるという"総合診療"の真髄を理解している人は教授会にはいないと思っていました．総合診療は，全科を勉強するだけでなく，根底の姿勢 "core competency" が大事で，そのうえに造り上げていく一つの専門性です．内科の専門医に "core competency" は何ですかと尋ねて答えられる人がどのくらいいるでしょうか．それをまとめて総合内科とするのでは，核の部分が育たないと思います．私は，"総合診療医" と "家庭医" を同義に捉えていますので，まずは家庭医を育てて，家庭医専門医を取ったうえで病院総合医になるという二段構えのほうが理に適っていると思っています．

**フロア E：**僕は内科医なので内科の問題を感じます．これからのニーズを考えたときに，内科をまったく無視したような人材育成は現実的ではありません．内科専門医部会というのがあってそこでワーキンググループがあって，中には重要性を感じている方々もいます．本日の後半のワークショップでご意見を伺いたいと思います．

**フロア F：**三学会統合のときは当事者でした．お話をうかがっていて，たぶんどこかで内科学会と接点がある人は多いと思います．内科学会の組織がそうなのですが，大野事件というのがあったとき医学界で大問題となりました．各学会が声明を出しましたが，その署名が，13 の内科 subspecialty の各学会の名前が 13 並んで，14 番目に日本内科学会がありました．そういう構造になっています．そこには総合内科などはいっさい出てきません．理念的にも実体的にも日本の内科学はそのようにして，第二次世界大戦後アメリカ医学が流入する中で，個々の知識は subspecialty を通じて多くを学び，それなりにレベルの高さに至ったと思います．しかし内科全体の考え方は誰も導入しませんでした．現在の内科学会にそのような動きを反映

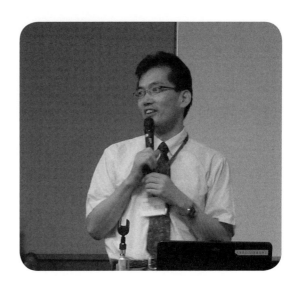

させてみようという動きはないです．三学会の統合のときに，総合診療医学会の1割5分のメンバーは，合同に同意していただけませんでした．それが契機で日本病院総合診療医学会が成立しました．当時の私の考えは地域医療寄りでした．病院で総合的な診療をしたい人が，内科学会の中でそういう仕組みを作って，内科学会の改革も含めて総合内科を構築されるのかと思っていましたが，内科学会にそのような動きはありませんでした．

　いままでの議論をうかがって，総合医と専門医の医師同士のバトルみたいな話題が多いようでした．一方，社会のニーズ，つまり患者さんがどういう目的で受診するか，患者さんに支持される医師はどのような医師かが最後の決定要因になると思います．日々の診療の中で，患者さんがどういうニーズをかかえて，どういう医師に対して患者さんが近づき，どういう医師から患者さんは逃げていくか．患者さんがどんな期待を医療に対して持っているか．どのように裏切られて医療不信を抱いているのか．こういうことも今後の議論の端々に出てくるとよいと思います．

**フロア D：**内科学会の現状ですが，日本内科学会の専門医がワーキンググループという形で地域医療ということばを始めて取り上げました．本年度から学会直轄の委員会に昇格しています．いままで大学は内科しか見ていなかったのですが，地域医療ということばを取り上げ始めました．日本内

科学会誌に地域医療枠で連載があります．支部会でも総合内科が軸となったいろいろなセッションもあります．世の中少しずつ変わってきています．

**藤沼：**これまでの議論を聞いていて，2つコメントします．1つはいじめです．いじめは文科省が定義していて，一定の人間関係にあるものが，心理的，物理的攻撃を受けることで精神的な苦痛を感じること，とされています．これがいじめ現象と言われるものです．先日青木眞先生と医療界のいじめの問題について個人的に議論する機会がありました．感染症の世界では喜舎場，青木，舞鶴ラインというのがあって，意外に感染症アカデミーの世界ではマイナーグループなんだそうですが，若手医師には圧倒的に人気があるラインです．感染症の部門の独立性がまだあまり認められない時代にあったいじめ問題についてお話をおききしたんです．で，いじめの質に2つあって，仕事がないといういじめ．病院長直轄で配属されたけれど仕事がない．もうひとつは，たくさん仕事が回されてきて，仕事がありすぎるといういじめ．おそらく病院総合医は後者かなと思います．この仕事どこから来るのかなという意識がどこから来るかというと，おそらく医師は自分と同じ考え方でいなければいけないはずだけど，そうしていないというところからかなと思います．異文化感受性発達モデルというのがありますが，それにより説明できることがかなりあると思います．たとえば看護職は介護職に厳しいです．これはなぜかというと，看護職が介護職の看護のある部分の仕事を委譲していると思っているんです．するとそこで行われる仕事は看護と同じレベルで，技術的にも倫理的にも行われなければならないだろうと考えてしまいます．つまり介護を異文化と考えていないのです．日本人は異文化感受性が発達する機会がすくないのです．日本のいじめで特徴的なのは，今ツイッターで，不倫問題とかで叩いていい人を見つけると徹底して叩く．それは大体自分の中の不全感です．不満とか，うまくいかない自分がいて，自分探しの結果他人を叩く．叩く人とかいじめる人は不全感がドライブになっています．いじめる人自身が人生にあまり満足していないのです．私

は俯瞰的にみていてそう思います．医師全体のQOLとか働き方改革とかに結びつけていかないと，総合診療が理念闘争をしてもあまりこの叩くタイプのいじめは解決しないです．

もう一つ，亀谷先生の講演は非常に感動しました．あれはイノベーションの話です．イノベーションは新しい常識を作るということで，しかもあと戻りできない常識です．実は内科学においては，臓器別専門分化は最大のイノベーションだったと思います．内科という世界でイノベーションが起きた結果，研究も進み，疾患の病態や治療が進歩して，しかも新しい仕事，つまり専門医という仕事を生み出したのです．それが新しい常識になったので，これをそれ以前に戻せというのは，起きない．つまりイノベーション後の内科学に，ふるきよき内科の復権をもとめることは無理なのです．これからのジェネラリズムの発展はイノベーションとしてとらえること新しい常識を作るという方向で行かないと厳しいと思います．それは総合診療をイノベーションとしてすすめるということにほかなりません．イノベーションをどうやってあたらしい常識として確立するかというプロセスはかなり研究がすすんでいます，特にトップとステークホルダーを包括する戦略はたくさんあります．それを集団でどう取り組むかという戦略もあります．このことをやったことで経営的に利益が上がる，職員の満足度が上がるなど，そのことをやったことで評価をして，説得力のある形でやっていくと新しい常識になるのです．

## ▎提言

**総合診療は新しい常識を作るイノベーションである**

**藤沼：**僕は総合診療は新しい常識を作るイノベーションだと思っています．いったん確立してしまうともとに戻れない．そのためには俯瞰的にみながら進めていくタフネゴシエーターが必要だと思いますが，今日参加された方々は，皆さん面構えがいいので（笑）絶対タフネゴシエーターになれると期待しています．

（以上）

## ② 午後　講演5の後の討論記録
### 講演5：ナースプラクティショナーの教育と地域での実践

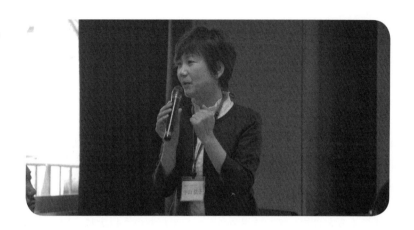

**大西**：病院総合医の機能や育成を考えるうえで，nurse practitioner（NP）の実践を知っていただくのは大いに参考になるのではないでしょうか．本日は中山法子先生にお話をいただきます．日本のnurse practitionerの教育が最初になされたときにそれを受けられて，その後教育に戻っている人などもおられますが，中山先生は病院やクリニックの最前線で臨床を継続されています．特定行為に係わる看護師などもできて今後の方向性が議論されていますが，本日は日本のnurse practitionerの最先端のお話を伺いたいと思います．

（以下中山先生の講演が行われました．以下は講演の後の討論の記録です）

**大西**：中山先生への質問をお願いします．

**フロアA**：私の病院に中山先生の母校の国際医療福祉大学卒のNPが6人います．先生のお話をお聞きして非常に勉強になりました．質問の一つが，NPは看護部所属なのか，それとも診療部所属なのか，どちらにすべきかということです．うちは看護部所属です．

　もう一つは，NPの立ち位置がすごく難しくて，うちもNPが来て3年くらいたつのですが，最初はあの人何？というような感じで見られていて，看護師のくせに医師と同じようなことをやっていると特に同僚の看護師から言われる．かつ看護部所属なので看護業務をやらなくてはいけない．うちでは救急の看護師業務をやりつつ初期研修医の立ち位置で診療部にいながら看護業務をしています．医師の仕事に専念するあまり看護業務を軽視する人もいたり，逆に看護業務をやり過ぎて疲れてやめてしまう人もいます．そこの立ち位置です．

**中山**：今NPの修了生たちは若い人たちが増えてきました．私も正直体力的にも昔のようには働けないと思うようになりました．どこかで折衷案が必要です．看護部に所属すると，委員会などが看護部内での役割が山のように押し寄せてくるので，そういうところにも配慮が必要かと思います．私は今契約で動いています．年齢的に考えても

病院に入職すれば管理業務の話になるので，管理者になってNPを育てるという道もありますが，それは今の私ができることじゃないと思い，今自分は何ができるのか，何をしたいのかにはこだわっています．看護部の理解があれば看護部所属のほうが看護管理者が労務管理などもしてくれるので，メリットは大きいと思います．現在契約中の病院では，最初はどちらの所属でもいいと思っていたのですが，看護部所属で活動を開始してみると，薬剤や検査など治療に関する情報が降りてこないなど，NPとしてのいろいろな問題を感じました．その後，診療部所属を希望しましたが，看護部との交渉がうまくいきませんでした．現在は，病院の重要決定事項や治療に関する情報，医療安全の情報は，協働する看護師から聞いたり，外来スタッフ用の申し送り簿をみたり，わからないことは直接院長や看護部長に尋ねるなどしており，効率よく情報がおりてくるとは思っていません．どちらの所属がいいのかは，たぶんその組織の管理者の考えによるのではないでしょうか．

　NPの立ち位置ですが，看護部に籍を置いて，看護部の理解を得ながら，診療部で医師と一緒に活動したほうが良いと思います．NPになっても，そこからさらに医学に関しては一緒に勉強していかなくてはいけないので，可能なら医師と一緒に医局に机を置いてもらうのがいいと思います．

**フロアA：** NPが初期研修医とまったく同じように扱われているのですが，NPは初期研修医ではないと思います．NPだからこそできる専門性，つまり医師でもなく看護師でもないという専門性を，中山先生はどう思われますか？

**中山：** 私は研修医と同じようなローテーションをしていません．私はもともと認定看護師として自分の専門外来を持っていたあとに，NPとしてスタートしました．NPの専門性は，careだと思います．疾患をもった患者さんが生活できるようにいかに調整していくか，回復できるように調整していくか，それは看護でありcareだと考えます．一方で初期研修医と同様に働くことで学べる知識も技術もたくさんあると思います．

**フロアA：** 看護師としてのcare能力を持ちつつ医師のmedicalの能力も併せ持つところにNPの専門性があるとお考えなのですね．

**中山：** はい．NPとしてスタートしてしばらくは，委員会などの業務は本人の希望すれば，外してあげたほうがいいのではないかと思います．研修医たちも最初から委員会には入らず，そこは患者さんを通して医学を学ぶ期間ですので，3，4年は免除してあげるといいかなと思います．ただチーム医療を推進していくには，どこかの時点で病院全体として参加していくことが大事なので，徐々に組織に関わっていくとよいのではないかと思っています．またNPを看護教育に活用してほしいと思います．

**大西：** 病院総合医が専門家の中でもまれてたいへんだという以上に，NPは医師グループと看護グループの間でもまれるという，さらなるいじめの構造があるという感じがしました．

**フロアB：** うちの病院にはNPはいませんが，訪問看護師でNPの資格を持っていても生かされていない人もいます．深刻なんだろうなと思いました．

**中山：** 私はNPで学んだことを活動の中で生かせているほうだと思います．そうではない人が圧倒的に多いようにお聞きします．国立病院機構などは研修医と同じように動いて診療部に所属しています．そうやって様々な働き方や役割を担う中で新たなidentityが生まれていくのかもしれませんが多くのNPはまだまだ学んだことがいかされていないと思います．

**フロアB：** そこで思ったのですが，研修医と同じ動きを最初からするというのは，私はすごく違和感があります．たぶんバックグラウンドが皆さん違うのでしょうね．もし雇う立場になったらNPにどういうことをやりたいか，やれるかをまず伺って，一緒に探っていくのがいいのでしょうか？

**中山：**そう思います．本人のモチベーション，体力，家庭の事情などたくさんある．アメリカではNPは私たち年代の人も多くて，少し余裕をもって仕事ができるようなスタイルが選べるのです．でも日本はみな一緒でなくてはいけない．特に看護組織はそういう風土が根強いところが多いです（笑）．皆同じでなくてはいけないという文化があります．国立病院機構は必ず2年間はローテーションをするというのが決まりになっていると聞いていますが，それに対して「私はしません」とは言えず，することになるのでしょうね．でも，今の私には院外での役割や家庭での役割を考えると体力的に自信がありません．

**フロアB：**たくさん困難を乗り越えられて，やはりNPは取って良かったでしょうか．

**中山：**はい，良かったと思っています．私の今のモチベーションにもなっていますし，患者さんとの関係性の中で責任を感じ，NPとして育ててくれていると思います．患者さんとの信頼関係は，看護師のときよりはるかに深いものになっています．

**フロアB：**コミュニケーションの部分を研修医に教えていただくというのは非常にいいのではないかと思います．コミュニケーションが苦手な研修医は多いですので．参考にさせていただきます．

**藤沼：**私は千葉大学看護学部の学生というか，大学院看護学研究科の研究生の身分ももっています．研究テーマは，NPの理論的基盤です．日本のではなくて外国の理論を調べています．今日は実践例をお聞きして勉強になりました．理論化されたものは，基本は看護師で，診療モデルはほぼ家庭医と同じです．僕はプライマリ・ケアNPと家庭医はグラデーションの違いだと思っています．家庭医においては医学がspecialtyで，看護がsubspecialtyという理解です，比喩的に言いますと．NPは看護がspecialtyで医学がsubspecialtyという理解です．そうすると，それを合わせると

完璧なのです．うちの診療所では今すぐにでもそういうNPを雇いたいです．でも，NPの診療所導入の制度化については医師会は猛烈に反対すると思います．プライマリ・ケアに来る患者層は3つくらいのレイヤーに分けられます．一番多いのが定期的に通院しているわけではないが，なにかあったら相談にくるというレイヤーです．次が比較的安定した慢性疾患のレイヤー，一番少ないのが，在宅患者も含めた心理社会的複雑症例，エンドオブライフケアの症例，多疾患併存などですが，最も医者がリーダーシップを発揮すべきレイヤーです．で，真ん中のレイヤー患者層で経営している開業医が圧倒的に多いのです．技術論的にいうとそこはNPで完璧にカバーできます．上のグレードの患者層は，お互いの弱いところを合わせることで強力なチームを創って対応することになると思います．

**中山：**ありがとうございました．

（以上）

午後の部

（下記のＷＳが行われました．）
ＷＳ１：患者の意思決定のための病院総合医の役割
ＷＳ２：看護師－医師の協働体制はどのように変化していくか
ＷＳ３：わが国におけるこれからの病院総合医のあり方
ＷＳ４：地域病院を盛り立てられる病院総合医の育成の場とプログラム
上記の討論に基づいて，病院総合医教育への提言をまとめる
閉会のことば


# ＷＳ１：患者の意思決定のための病院総合医の役割


**大西：**それでは WS1：患者の意思決定のための病院総合医の役割について各グループの発表をお願いします．

**Group 1**：Group 1の討議内容を発表します．患者の意思決定のための病院総合医の役割はどういうところかを話し合いました．まず話題に上ったのが，advance care planning というところが，一人一人には浸透しているとは思いますが，ことばが一人歩きしていて，定義が個々の中で異なるのではないか．たとえば DNAR（do not attempt resuscitation）が一つを取ってみても，緊急心停止のときに蘇生をしないという話なのに，それが家族には拡大解釈されて，治療をしないとか，急変したときに検査をしないなど拡大解釈されることがあって，そういうことが問題である．ことばの統一性をどのようにして図っていくか，基準の標準化に際して，主治医や他の専門医，患者さん，家族，コメディカル・スタッフ間で話し合いをすることがあります．意思決定のときの基準の標準化は必要です．また見直しが可能であるということが周知されていないのではないか．最後に，専門医は不確実性に耐える力があまりない．物事がはっきりしていないと自分が困ってしまう．不確実に耐えられない．そういうことがこの問題の根底にあるのではないか．いかにして不確実性に耐える力を，病院総合医が中心になって養成していかなければなりませんが，この道は険しいと暗い気持ちになって終了しました（笑）．

**Group 2**：意思決定の問題があらわになるのは病院の救急だと思います．病院の救急に来るまでにかかわるのは，病院の外来や診療所の先生です．その人たちが意思決定支援をやってくれたらありがたいけれども，やれていないという現状があります．診療所の先生からすると，このような支援は病院でやってほしいというような思いがある．病院の医師はそもそも主治医という意識をもっていない．これが大きな問題である．あと特養，老健から来る人達もどこかの医療者にかかわっているはずなのに意思決定支援がされないままに突然来るというのが問題です．そのようなとき可能であれば，今早期退院を目標に，入院したときに退院支援ということが動いています．その退院支援が動き始めたときに意思決定支援まで行い，特養，老健に行ったときに再度帰ってきたときに円滑になっていたらいいのではないか．そういうことを適切に行ってくれる医師はどこにいるのか．それが総合医になるのかという議論がされました．そのとき key person が誰かは把握していてほしい．また advance care plan を詰めるときも，どのように詰めるかは難しいけれども，「こんな話を聞いたことはありますか？」というようなことが伝わっていれば，円滑にいくのではないか．今救急で

その家族に見たことも会ったこともないとき，最後はどうするかという話をして，「DNARを取った」という変なことばがありますが，その辺はもともとかかわっていた人がやるべきではないか．かかりつけ医は，内科医がかかわったら少しはいいかなと思いますが，内科医ではない医師が診ている場合，とくに整形外科医，脳外科医，泌尿器科医とかの場合，患者さんはかかりつけ医がだれかわからない．主治医不在になるので，内科系医師でない場合は積極的に拾い出していくほうがいい．「この人危ないんじゃないか」と拾い上げる看護師がいると内科医的な主治医にアクセスできる．私の病院では，高齢者で整形外科入院は内科医が全例介入しました．病院の外来を持っている医師に対して，弱っている患者さんがいたら総合内科に紹介してくださいという通知を出しました．そういう風にすると，総合内科にかかわっている人は整理されているので，再入院のとききわめて円滑になります．ではこのような話をいつするのか．僕の意見では1年以内入院する可能性のある人は全例介入．あと医師が認知症を疑ったら，認知症の薬を出すときには，ACP（advance care planning）の話は始まるというルールを作ったらいいと思います．またがん検診の話をするとき，ACPの話は大事です．「私はもういいです」と言われたら，「あなたはいいかもしれませんが，あなたのkey personは誰ですか」という話をすると将来のことにつながるのでいいのかなと思います．

**大西：**ありがとうございました．それでは今の「患者の意思決定のための病院総合医の役割」のテーマについて，ご意見をお願いします．

**フロアA：**紹介状を保存していくという仕組み作りを地域ぐるみでしていかないといけないと思います．

**フロアB：**病院の外来をやっている医師は年度ごとに変わっていきます．何年か前にプロブレムに挙がったものが，いつも間にか消えていることがあります．これが問題なんだという意識を内科医はもっと持たないといけない．内科医は外来の

トレーニングを受けていないので，患者要約能力が内科医に求められています．自分の興味のあるところだけ引き継ぐのでなく，患者の病状全体をみるという意識を高めていかないと変わらないと思います．その形式は，地域でやっていくのがいいです．患者情報が適切に引き継がれていくこと，可能であれば病状以外のACPのようなこと，key personや患者さんの意向なども引き継がれていければいいです．医師の中でこの辺の温度差はありますが，要約能力が大切です．

**フロアC：**京都の診療所で，「連携カード」というのを患者さんに持ってもらって，そこにすべて記録してもらうということを数年前から行っています．会員70～80名のうちの10数名ですが，始めています．診療所レベルで，患者さんに情報を書いたカードを持ってもらって，情報を共有しているところはありますか．

**フロアD：**柏市は「柏モデル」でやっています．我孫子市の医師会では，たしかに温度差はあります．

**大西：**私は東京都北区の梶原診療所で，訪問診療で患者さんのお宅に「私の記録」というカルテを置いていて，紙ベースで書いていくシステムを用いています．

**フロアE：**ACPは何となく医師が取るものという意識になっていますが，急性期病院でそれを確認することはすごく大変で，在院日数の問題もあります．基本的に「初めまして」と言った医師が，「あなた，どうするの？」というとどうしてもDNRのような，何かをやる，やらないの話に終始するのはしょうがないと思います．そこを問題視してもなかなか現場では変わらない．ACPということは，要は共有していくこととか引き継いでいくことなので，元々の情報はどうなっているかが大事です．話し合われていないことはたくさんありますが，家庭医や診療所の医師が聞いていなくても，ケアマネさんがいろいろな情報を知っているとか，訪問看護師がかかわっている中で患者

さんの気持ちを聞いていることがたくさんあります. うちもデスカンファレンスをやっているとそういう情報を, 亡くなった知ったことが多くあります. 何となく医師同士で決めるような話になっていますが, そうではなく, もともとかかわっていたケアマネ, 訪問看護, ご家族から多角的な形で情報を聞いていくと, この人の意思決定をどうするかが見えてくる. そこにさらに急性期のゆらぎが出てきて, そういう意思決定をしていた方がはたしてこういう状況になったときにどうするかが問題となります. 情報をいかに手前の段階から入手するか. さらに帰すときにどう引き継げるか. この両者をやらないと, 病院だけでACPを取るとかということにはならないと思います. われわれは, 一連の患者さんの人生の流れの一部にかかわっているという認識をもってかかわっていくのがいいのではないでしょうか.

**大西：**今日私がこのテーマを, 病院総合医のカギになるかなと思って取り上げたのは, その趣旨で

した. 病院での取り組みも大事, 診療所や在宅も大事. だけどそれを全体として社会システムとして動かしていったらよいのかという議論が求められています. それが気づきとなって新しい動きが生まれるといいと思います.

**フロアF：**不本意な最期になった症例の振り返りをしました. リハスタッフはとんでもなく情報を持っていることがデスカンファレンスでわかりました. 枠で必ず20分過ごすので, 本人からの聞き取りをしています.「息子とは一切連絡を取りたくない」と言っていたのに, リハスタッフには「連絡とりたい」と漏らしていました. 訪問看護スタッフやケアマネとか以外にリハスタッフはかかわったほうがいいと思いました.

**大西：**ありがとうございます. それでは次にWS2：看護師－医師の協働体制はどのように変化していくか, について討議内容の発表をお願いします.

# WS 2：看護師－医師の協働体制はどのように変化していくか

**Group 1：**ひとつ大きく議論になったのは, 教育でした. 先ほどのNurse Practitionerのお話にもありましたが, 家庭医の方向には似ているものがある. 多職種連携を進めるに当たって, 最初の学生の段階から教育を一緒に行っていってはどうかという意見がありました. もう一つはNPの話が出て, 最終的には医師の偏在化の解決が求められますが, 先ほどの総合診療専門医を取得した後, 僕らはどうしていくか, キャリアプランが見えないという意見がありましたが, それはNPも同じです. 取った後にどうしていくか. そのビジョンについては, NPを雇用する病院側が地域として, 社会としてのニーズを出していくことでキャリアプランを考えていく. 以上が我々のグループで出された議論でした.

**Group 2：**議論が発散しました. 外来ナースの立ち位置がよくわからない. つまり外来が, 病棟を終わったナースが疲れてくる場所になっている (笑). ナースにどういうところを期待するかについては, 困難症例が外来に来たときに, 慢性疾患に長けたナースにかかわってもらう. そもそもナースは感情を見ているというところが医師とは違う. ナースだからできるcareのところを医師が引き出すことも大切です. デスカンファレンスや臨床倫理カンファレンスもそうですが, ナースをはじめ他職種の意見を引き出す場, チャンネルを作ることが求められています. また医師が持っているphysical assessmentをナースに伝えることも大切です. NPはナースと医師が連携するうえで今後期待されるという議論が行われました.

**大西**：広範にわたるテーマでしたが，Group 1はNPを意識されて議論が，またGroup 2はもっと広い視点からの議論がなされました．

**藤沼**：総合診療医は必ず良質な看護研究を読んだほうがいいです．そこはたいへん材料が豊富です．関連学会の抄録を見ますとリサーチに魅力がありません．普通のことというのは，数が多いからほんとは特定集団として，様々な面を研究すべきです．誤嚥性肺炎1000例を集めることは総合診療医はできるはずですけど，それがない．リサーチに魅力ないというは，質が低いということではありません．そうでなくて学会ではrare caseのレポートです．発信するには，普通のことを発信するためのmethodが必要です．臨床疫学とかEBMが武器なのにあまり生かされていません．僕は看護研究で一番好きなのは，意思決定不能な患者・家族は胃瘻をどういうふうに決断して，その後どうなったかという質的研究があります．これは非常に価値が高いのですが，ほとんど医師は読んでいません．こういうのは現場で僕らかなり悩んでいるのですが，看護研究にはそういうのがかなりある．玉石混交ですが．現場のコラボだけでなく，アカデミックレベルでの看護研究者とのコラボレーションが必要です．

**大西**：家庭医療専門医のポートフォリオを書いている人は，振り返るときに文献が必要です．そのときに看護研究にあたって，発見があるという話は聞きます．

**フロアG**：看護研究論文には，日頃僕らが答えを出せないことが扱われています．しかし，それが看護のプラクティスに何か結びついているのかが疑問です．病棟で看護師から「こういう看護研究があって」というのが筋じゃないかと思うのです（笑）．僕らが看護のことを勉強するより看護師のほうが勉強しているのですから．

**藤沼**：看護では研究者と実践の場が有機的に結びついていません．

**中山**：研究者と臨床家は全く別なのです．そこがなかなかリンクしないで，私も大学院にいたときに大学の教員になることを誘われました．臨床を変えていくには自分が臨床にいないといけないと私は思っています．私に研究能力があるかというとないのですが，そこが看護界の隘路だと思います．でもこれからは協働していかなくてはいけないと思います．藤沼先生のご意見をうかがって，研究はやらなくてはいけないと思いました．ありがとうございました．

**フロアH**：看護師は看護大学の教員になると，突然高い壁が作られてしまう（笑）．医師の場合は臨床のグループと研究のグループはそれなりに交流があります．日本の看護大学はそのようなカルチャーができています．

**フロアI**：大学でNPをしています．なぜアカデミックが臨床に出てこないかは，両者が別になっているのと，臨床側が論文を読まないということがあります．僕は集中治療室で臨床をやっていて論文は読んでいますが，physical assessmentもとらえ方が違います．医師は鑑別を挙げていくのに対して，看護師はこれはこうじゃないかとパターン認識です．切り口が違います．そこはNPの仕事だと思い，今後看護教育で考えていきたいです．

**フロアJ**：うちのような市中病院では，ナースが上から教わるときに，論文を読みなさいというような会話はなされていません．大学の看護部はどうなんですか？ 臨床で若い看護師が疑問を覚えたときに上司の看護師から，どのようなアドバイスがあるのでしょうか．

**フロアI**：現状はエビデンスなどをかみ砕いて説明して，文献検索のしかたを教えるという段階だと思います．看護はこれからかなと思います．

**中村**：私たちNPがその役割を担わなくてはならないとひしひしと感じています．私が懸念して

いるのは，倫理審査が厳しくて研究計画が通りません．そのため皆が看護研究から撤退して，学会発表もしない．その現象が気になっています．日本糖尿病学会なども看護師の発表は減ってきています．これをどうすべきか看護の教育者も私も悩んでいます．

**フロアK：**ジェネラリストの教育とも関連しますが，皆がすべてのことをいいレベルでやらなくてはいけないということを求めていくのは，非常に難しいと思います．現場で働いている看護師が，ベテランの看護師から「この論文はね」と言っているのは絶対想像できません．そのかわり，彼女たちが経験しているいろいろなこと，患者さんへの気づき，思いは伝えていける．看護師皆が論文を読みだすというイメージではなく，どうしたらそれを持っている人と持っていない人がつながって，その情報が共有されていく，というようなストーリーに持っていったほうがいいと思います．皆が論文を読みましょう，研究をしましょうという話になるとなかなか難しい．私も1市中病院の医師なので，そんなに論文が読めるわけでも，研究をするわけにもいきませんが，ある程度どこのチャンネルにアクセスしたらそういう情報が手に入るかがわかってくると，すこし変わってくるのではないか．皆がそこに上がって行きましょうという議論よりは，どうつながっていくか．インターネット時代で情報は共有できるので，どう共有できるかという議論のほうが生産的だと思います．できる人は，それをやっていって，その共有の方法をディスカッションしてほしいです．

**フロア（井村）：**論文のアクセスの問題が根底にあると思います．医中誌とかが，市中病院の看護師が検索できるのか．病院のシステムとしてアクセスできなければ，いい論文があっても入手することとも，看護の改善もできません．市中病院にいるとアカデミックへのアクセスが弱くなってしまいます．文献は共有化していく方向にもっていかないと，看護の研究と現場の改善にはなりません．文献をどのようにフリーアクセスにしていくかは今後避けて通れないと思います．

**大西：**まとめますと，1つはEBMやEBNということばはありますが，それがどこまで行きわたっているのかです．今年（2017年）の3月に新しい医学教育モデルコアカリキュラムが発表されました．それをまとめる仕事を手伝いましたが，最初EBMということばがありませんでした．個別目標にそのことばがないことを指摘して補充しました．卒前教育の話になりますが，EBMの教育は医学部の2年生か3年生のときに公衆衛生で方法論を教える．大事なのはその後実習に入ってから，1個1個の事例で調べる．指導医に言われて調べて，患者さんにどのように応用したらいいかを考える．そこが最も重要であるのにそこが軽視されている．その結果卒後皆さんのところで教育しなければならないという現状です．

もう1つこのテーマをWSに選んだのは，医学教育の領域でIPE（多職種連携教育）が重視されています．しかしいろいろな学部の学生を集めて仲良くすると何でも解決するというような誤解があります．ではこの職種とこの職種の間にどういう葛藤があって，どういうふうに解決したらいいのかが分析されていません．医師と看護師の間で分析ができないかと考えて藤沼先生にお願いをしたという経緯があり，その研究を始めました．その成果は今後紹介をしていきたいと思います．以上でWSの第1部は以上で終了します．

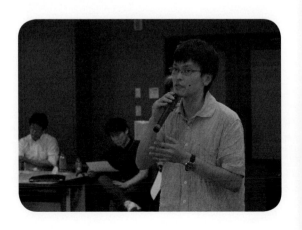

# ＷＳ３：わが国におけるこれからの病院総合医のあり方

**大西：**それでは，「ＷＳ３：わが国におけるこれからの病院総合医のあり方の討議内容を発表していただきます．

**Group 1：**大西先生が書いてくれた病院総合医の定義（図）の，「基本的臨床能力」にどのようなことが含まれるのか議論されました．診断推論，身体診察，generalism，主治医力が含まれるのではないか．総合診療を専門にする医師はまだ少ないので，増える方向になっていくためには，入り口はある程度広くて，親和性のある人がくればいい．互換性のある教育システムで，専門性を持って増えていけばいい．複雑性というテーマについて，しっかり診療できることが大事ですが，その学習は容易ではない．40年ほど前に始まった天理よろづ相談所の話などが出て盛り上がりました．

**大西：**ありがとうございました．それでは Group 2 お願いします．

**Group 2：**病院総合医はいろいろな接点があるという意見から議論を始めました．増えたらいいのか，いや増えないほうがいいという意見が出ました．病院総合医が量的に増えてやっていく病院もあれば，逆に病院総合医が希少価値を持ってやっていく病院もある．戦略的にやったほうがいい．あまり大量の病院総合医を維持しようとすると，一緒にやっている専門医がだめになる．専門医は5時に帰るけど，病院総合医は11時くらいまで仕事をしているとかいう例もあって，ジェネラルをやりたくなくなる．専門医がだんだんだめになる様が見えてくる．逆に希少価値でいくと，教育的にコンダクター的に，専門医と協調しながらやっていくというスタイルもあるんじゃないか．診療所で働いている先生からすると，やはり量の多いところにコンサルトしやすい．希少価値のところだと，結局出てくるのは専門医で，たらいが回りだす．あと病院総合医の老後はどうするかという話も出ました．病院総合

医のやっている仕事は，患者の振り分けなど，だんだんＡＩがやるような事態が出てきたり，これから先は先端技術にとってかわられる部分も予測されるので，戦略的に病院総合医をどうしていくかという議論は必要であるという意見がありました．うちも病院総合医が増えている最中ですが，増えていったときにどれくらいでストップをかけたらいいのか，戦略を考えながら皆さんの議論を聞いていました．

**大西：**それでは今の発表に対してご意見をお願いします．量が増えることの良し悪しという深い問題です．

**藤沼：**佐久総合病院で，住民サービスの観点から総合診療医を増やそうとしたら，専門医の先生方がどんどんたこつぼになっていって，exclusive な診療になっていった．もともと佐久が持っていた「みんなが診ようぜ」というような文化が減ってしまったというような話を聞きました．地域でやっていると，強力な総合診療の Department があったほうが，楽しく仕事ができます．

**大西：**佐久は，私も 10 年近く指導させてもらっていますが，総合診療科を川尻先生が立ち上げたとき，病院の中でどれだけできるのかが熱心に語られて，広がっていきました．そこから地域に出るという方向に病院も戦略を持ってきたと思うのですが，半年とか 1 年単位で村に一人で行くこともある．それがうまく回ればいいのですが，もうすこし総合診療医のプールが大きければいいのかなと思ったりします．佐久は，そのモデルを切り替えるところで，病院分割の話が出てきたので，問題が方向転換したと思います．

**フロアＡ：**病院総合医は，病院の規模と立地でだいぶ変わると思います．その辺の議論はありましたか？

**Group 2**：議論は，だいたい中規模病院の話でした．へき地や大学病院でやるというときは違います．同時に議論はできませんでした．

**Group 1**：私は60床の病院でやっていますが，小規模病院ですと，やりがいを見出すというのを持続することが難しい．スタッフが長続きしない．以前働いた先生に聞いたとき，町の基幹病院では救急診療を目にすることが多い．診療所だと往診や住民の方と保健活動をしたりして，地域ならではのやりがいを得やすい．せっかく地域に行っても救急だと都会と同じではないか．最初はいいとしても，半年，1年とたつうちに都会と変わらないという声を聴きました．地域の基幹病院や小病院の医師のモチベーションを保つにはどうしたらいいのか．

**フロアB**：個人的な意見ですが，今まさに小規模病院にいます．内科が総合内科しかないので，全部自分たちでみるしかない．そこがやりがいと感じられます．かつ地域包括的なこともできる．やらざるを得ないし，やれる．大規模病院だと，専門性が高くなっていく．院内コーディネータのようになってくると，たとえば誤嚥性肺炎とか尿路感染とか専門科の先生が診たくないものを診なくてはならなくなる．あるいは感染症とか膠原病に行かざるをえません．その難しさがあって，中規模病院で，川崎市立多摩市立病院のように，うまく専門の先生と共同して幅広く診るようなことができればいい．かつ今ニーズがある内科の専門家になる前に，内科を幅広く研修したいとニーズにこたえるために，中規模病院で専門科の先生と共同して研修センターを作るということが，これからの伸びるところかなと思います．

**フロアC**：秋田で毎年地域医療のシンポジウムをやっています．手っ取り早い成功例は中小病院が多いです．100〜200床くらいのところで，いったん壊れちゃって，再構築したという話はいくつもあります．私は全国の立ち上げのところを見に行ったのですが，大きい病院で救急機能を持っているところは，成り立ちの話を聞くと，一朝一夕には立ち上がっていなくて，10〜20年がんばってできていますが，今は似ていますがスタートは違う．「隙間から始まった」とか，「人の嫌がるのを引き受けてやっているうちに信頼を得た」とか，病院の数だけスタイルがあります．そういう感想です．だから，「こうじゃなきゃいかん」とかいってスタートするとなかなかうまくいかないんじゃないか．地域，規模が違えば違ってきます．最初に仕事を始める人間がどういう人間かによって違ってきます．今は多様性を認めながら立ち上げないと，先々の大きな広がりは出てこないんじゃないか．

**大西**：その意味で，私は大病院をたくさん抱えている日本病院会やJCHOが病院総合医を育成しようという掛け声をかけたというのは，衝撃というか，本当にできるのかと感じました．

　それでは続いて，WS 4：地域病院を盛り立てられる病院総合医の育成の場とプログラムの討議内容の発表をお願いします．

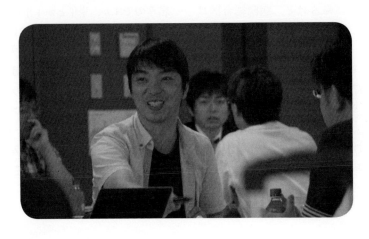

# ＷＳ４：地域病院を盛り立てられる病院総合医の育成の場とプログラム

**Group 3：**一番重要なのは魅力的な指導医の人材確保が大事であるというところから議論が行われました．立地，興味，ワークライフバランス，働きやすさ，それに何かあったときに守ってくれる環境が病院の中にあるかが大事です．この中では興味に重点を置いていくべきであるという意見が出ました．地域のニーズを地域病院がどう拾うかについて，医療生協という枠組みがあって，それが病院の機能を作ったという歴史があり，組合員による支援組織があって，そこでニーズが提起される．研修医にそういう場を担当してもらって，組合員の生の声を直接聴いてもらう仕組みがあるという紹介がありました．医局に頼らない人材確保になるので，不安定な部分はあるので，どういうふうに人材確保をするのかが一番問題になる．プログラム自体で人は来ない．誰と働きたいかが肝要で，こういう指導医の先生と働きたいというのがあると来てもらいやすい．それを通じて教育があるのが最低条件で，実際にスキルアップできる環境が求められます．あとは，上司が楽しく仕事をしていることが非常に重要です．「また今日も誤嚥性肺炎か」（笑）というような態度ではなく，楽しく仕事ができるといいという意見がありました．医局に頼らない人材確保を確立しているところはあるのかということが話題になりました．それはない．しかし発信力は大事で，ブログなどで常に発信していくことが求められるという議論が行われました．

**Group 4：**いい指導医の背中を見せながら後進を育てていくことは素晴らしい概念だと思いますし，それがなされれば一番ですが，なかなか人が集まっていないところでそれを継続するのは困難です．こちらの Group ではネガティブキャンペーンをしてはどうかという意見が出ました（笑）．あとは狭間を狙っていくのも大事です．たとえば「誤嚥性肺炎，あ，今日も診られる！」と喜べる人は素晴らしいですが，そうではなく誤嚥性肺炎を診て，目がキラキラ光って，この人をどうやって返そう

かと考える人は多分家庭医にベクトルが向いているのではないか．そうじゃない人たち，もしくは挿管された瞬間目が光る人たちは，病院総合医に向いているのではないか．その辺を見極めながら，家庭医のベクトルの強い人たちを病院総合医のほうに引き込んでいくのは難しいとなると，いいところは伸ばしながら，○○内科と○○内科の狭間にいる患者さんを，しょうがない俺が診るかといってやっている総合内科を目指せるようなマインドを持っている人たちは病院総合医のメンバーなのではないか．そこをいかにピックアップしていくかが大事だ．そういうときにそれぞれの内科の軋轢を見せてやる（笑）．そうすると総合内科に入ってくる可能性もある．もっとさかのぼって，病院に初期研修に入ってきたとき，さらにさかのぼると卒前に内科系に進みたいと思っていながら学年が進むにつれて，○○内科志望に変わってしまう人が多い．医学生時代の教育も含めて，母集団が多い総合内科や病院総合医志望者を，ほかにとられずにすることも大きな課題ではないかという話が出ました．

**大西：**私が今日の WS にこのテーマを考えたときは，もうすこし competency や，必須項目のようなことが話されるのではないかと予想していましたが，その辺の議論はありましたか．

**フロアD：**こちらの Group では，内科の枠組みで考えると見えにくいところがあって，それが家庭医の中ではそれが core competency であるので，それが振り返りのプラットフォームになりやすい．それをうまく使うと病院で総合診療医として働いている中で振り返りをしやすいし，自分が成長する時間を持ちやすい．このような共通の家庭医療の competency はうまく使えるのではないかという話は出ました．

**フロアE：**competency ということで言うと，家庭医も総合医もコーディネートが必要です．家庭医

志望の現場でコーディネートというと，多職種の
リーダーとしてやっていく能力だと思います．これは
たぶんやりやすいと思います．医師が中心となって
やっていくので，皆の意見を統合して自分で決めて
やっていく．病院総合医でやっていこうとすると，
各科との「いじめの構図」の中でみていかなくては
なりません．○○内科と○○内科の狭間で両方うち
だけの問題ではないといいます．そういうときに
各科とのやり取りの中で理不尽のことがたくさん
あります．各科から文句を言われる．その中で，
各科のいじめの構図をうまく耐えて，患者さんの
ためにという思いで，理不尽さを内包するけれど
耐えていく能力が大事だと思います．僕がいま
やっているのは，そういう血気盛んな若い医師の
思いを，吸収してやるのはプログラム責任者や
指導医に求められます．彼らの言っていることは
正しいのですが，それをそのまま各科の部長に
もっていかないで，彼らの思いもある程度引き
受ける，その絶妙な能力があるプログラムでないと
厳しいなと思います．そこに一番苦労しています．
各科とのいじめの構図をなんとかうまくやっていく
方法を皆さんからお聞きしたい．

**フロアF**：日本の社会は，すばらしいアイディアを
出す人よりも，こつこつする人のほうを大事にする
カルチャーがあります．私のいた大学でもこつこつと
目の前の患者さんをきちんとやりますよという
姿勢を見せておくとそれほどいじめられない（笑）．
総合で入院診療をするのかどうかが議論になり
ました．入院診療をしないと大変だと当時感じ
ました．また他の診療科との関係の持ち方ですが，
互いの気心が通じるところの接点を大事にして
いくのが現場のサバイバル術です．もうひとつ，
さきほど総合が頑張りすぎると，専門がだめに
なるという話ですが，だめになっていく専門は
だめな専門でしょう．これからの時代，ここ何十年の
内科は超専門内科主導のスタイルでやってきて
います．それが今までは通用してきましたが，今後は
いくら技術的にきらびやかなものを持っていても，
患者さんにとっての value，患者さんの QOL とか
survival に良い結果を及ぼさないならば，相手に
されません．これから診療現場で患者・家族の

声を通じて，患者さんにとっての value が，もっと
厳しい形で出てくると思います．そういう問題に
真剣に取り組んでいる人が，最終的には survivor
だと思います．

**フロアG**：大事なのはトップに守ってもらうこと
です．うちの病院では，病院長が各診療部長に
総合が大であるという事を繰り返し言ってくれ
ました．その間に実績を作ってしまう．僕の場合，
3年目にそれまで僕を嫌がっていた師長が忘年会で
あいさつに来るまでになりました．あとは自分の
味方を増やすこと．現場の人たちには迷惑が掛から
ないように配慮しています．自分の若手には，飲み
会に行ってもらっていろいろな情報を仕入れて
もらってきています（笑）．不条理に耐える力は
大事だと若い人たちに言っています．上司，病院
幹部を押さえることが大事です．

**大西**：ありがとうございます．残りの時間は，本
コンソーシアムのまとめや提言をお願いしたいと
思います．藤沼先生にバトンタッチをします．

**藤沼**：では最後にさらに意見を言いたい方お願い
します．

**木村**：以前から思っているのですが，たとえば
耳鼻科で「病院耳鼻科医」ということをあまり
言わないと思います．同じ耳鼻科でも，開業して
いる先生と病院で働いている先生とは，やっている
臨床は結構違います．内科が細分化しているので，
病院ではジェネラルという分野が必要であるにも
かかわらず，いまはあまり定着していない．です
ので，病院ジェネラルは当然，必要ですが，病院
ジェネラルということをあまりに強調すると，病院
ジェネラルと診療所などのジェネラルが別に捉え
られて，若い先生に誤ったメッセージを伝えて
しまうのではないでしょうか．今後も新専門医
制度で，2階か3階かわかりませんが，いろいろな
フェローなど作られていくと思いますが，どこまで
病院に特化したアメリカ的なホスピタリストを
進めていくかは，僕は今後の総合診療領域の一つの
岐路になると思います．僕は「病院耳鼻科医」とか

「病院泌尿器科医」というのがないのと同様に，あまり「病院ジェネラル」ということを強調することには違和感を覚えていますが，皆さんのご意見をお聞きしたいと思います．

**藤沼**：結構根本的なご意見です．

**フロアH**：自分は7年目ですが，まさにそう思っていまして，病院で後期研修医を教えている中で，かれらはすべてわかっている気になっていますが，病院の中の医療がいかに特殊かを理解していません．自分は5年，6年目に在宅医療を経験しました．その経験は，在宅を専門にしている人にとっては些細なことで，何も学んでいないに等しいかもしれません．しかしその些細な経験が外来や入院の診療にかなり深みを加えてくれたかなと思っています．僕も病院総合医と家庭医を区別するのには反対です．むしろ交流していけるのが日本の総合内科医なのではないかと思っていましたので木村先生の意見に賛成です．

**藤沼**：今結構すごい意見が出ていますよ（笑）．

**フロアI**：私は，日本プライマリ・ケア連合学会の病院総合医委員会に属していて制度設計とかを議論しています．制度のための制度であってはいけないと思います．それがあることでどのようにqualityが上がるのかを考えていかないと，医師の自己満足とか，あったほうが嬉しいとかいうレベルは本質からずれています．あえて言うと，今からの地域医療の変化に対応して病院のありかたそのものが変わっていかないといけない．人数の大小はありますが，地域のニーズに応える病院，あるいは患者さんに対して入院であっても外来であっても，generalismをベースにした医療を保証していくという立場を自分の仕事として考えていく人は一定の割合で絶対必要です．数の問題はともかくとして，そういう人たちが必要である，それに対して教育の過程を明示することは重要です．今日のような，本当に必要かとかいうことも含めて，議論をぜひfeedbackをしていただきたいと思います．

**フロアJ**：病院総合医といっても，地域も違う，やっていることも違うので，ゆるくつながるというのは同感です．微妙な差異を強調する方向が見受けられるのに違和感を覚えます．立場や意見が違っても，結びつきを強化する方向にもっていくべきだと思います．もう一つは，内科を勉強したいと思っている人たちが，2年目から3年目になるときに，総合診療医より内科専門医のほうに行く流れになっているので，どうしたものかと考えています．実際専門内科に行く人が，病院総合医がいるところで内科の研修ができるかどうかは微妙なところです．そうなると内科と病院で総合的にやりたい人との距離がどんどん広がっていく．何とか専門医制度の枠組みの中で，病院総合診療として何ができるのかを話し合いたいと思っています．専門内科に進むにしても，内科の基本的なトレーニングは必要だと思います．そういう目的をもって2年，3年病院で総合診療として働いている人もいます．それが本来のあるべき姿だと思い

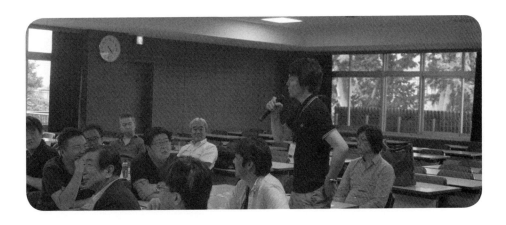

ますので，そういう人たちのどのように巻き込んでいけるかを皆さんとお話ししたいと思っています．

**フロアK：**すこし制度があいまいで，とりあえず内科の後期研修を選んだ人は，そこの選んだ研修病院で，どういう内科医の指導を受けるのですか．

**フロアL：**現実には，分断された内科で，1.5か月は血液内科，1.5か月消化器内科，みたいになっていて，スタンプラリーなんです．この症例を経験したから，ある程度できるんじゃないかとか．それは全然違うと思います．

**フロアM：**誤解がないように言いますが，そういうところもあるし，うちはくさびを打とうとして，あえて内科学会にプログラムを出しています．あくまでジェネラルにやる．3年間のうち1年は外に出すのですが，そこを特別連携の診療所にしてプログラムを通してもらいました．総合診療を教えたいところで内科のジェネラルを教えられるところは，2年間内科で1年診療所とかにしてほしいです．先ほどの「病院耳鼻科」と「外来耳鼻科」はないというのと同じで，総合診療も地域の総合診療医と病院総合医がつながったほうがいいと思います．そのつながりをどうするかは，人の出入りが大事なので，うちでは地域の診療所に人を出しています．その往来を作りながら，内科も教えられる総合診療部門が増えていくとスタンプラリーではない内科研修がジェネラルな形でできるのではないでしょうか．正直，総合診療を来年度選ぶ人たちは残念ながらそんなに多くはなさそうで，うちにも内科で研修したいという人が門をたたいてきます．その意味で，総合診療でプログラムを持つというのも一つの戦略だと思います．

**フロアN：**変化球ですが，今日この場に来たとき，「うわ，男の人ばかり！」と思いました（笑）．いろんな勉強会に行っているのですが，女性がいません．出産，妊娠までに専門医を取っておきたいという声があります．病院総合医は相当選びにくいキャリアなのです．その点皆さま現場でご配慮いただきたいと思います．

**藤沼：**たしかに変化球でした（笑）．たしかに，と思いました．総合医系の人って，マッチョ？ではない（笑）．

**フロアO：**日本プライマリ・ケア連合学会の男女共同参画委員会の一員です．病院総合医はキャリアをどういう形で中断するか．病院で働くと病棟主治医をやったり，救急をやったりするので大変だとなりますが，その辺を克服するプログラムとか働き方の議論は増えてきています．病棟主治医の問題や外来ではマンパワーが必要で，出産や子育てについて地域の近くに理解がある医療機関があるかないかで変わってくると思います．それがクリアされれば絶対ウエルカムです．うちにも出産した人がいますが，そういう人たちが発信をしてくれれば世の中は変わってくると思います．

**藤沼：**まだ医学界は「マミートラック」的な発想なのです．つまり出世できないけど働いていいですよという．そうじゃないことを提案すれば人は来ると思います．女性を味方にすれば勝ちますよ．

**フロアP：**医師3年目で後期研修1年目です．3か月目，日本プライマリ・ケア連合学会の専攻医の研修支援事業にかかわっています．僕個人の見解ですが，専攻医の話を聞くと，一人専攻医がいます．すごい指導医がいるとか実績があるとかではなくても，自分の地元で総合医をやると思って一生懸命やっている人が一定数います．そういう人たちは今後その地域でリーダーになっていくのだろうなと思います．指導が十分でないが，プログラム外からの指導も受けたい，手技の勉強もしたいが勉強会に行くには地理的，時間的なハードルがある．今日の，病院総合医の育成の場というWSでお話を伺いましたが，いかに人を集めるかという議論が多かったように感じました．そこの地域で一人しかいないけど，指導を受けた経験もないけどそこで頑張っている専攻医に，アドバイスを与えることができないかと思います．

**藤沼**：ありがとうございます．研修リソースの共有や横断的な指導は必要ですね．

**フロアQ**：ずーっと内科でやってきて，急性期を5年目までやってきました．日本プライマリ・ケア連合学会の若手指導医部門にいて，そこで家庭医の先生と接することが増えました．そこで病院総合医は大切だから，あえて家庭医専門医の資格のない私をサポートしていただいています．内科ベースでも家庭医ベースでもいいのですが，一緒に仲良くやるというのが今後の日本では非常に大切です．全国で協働していければいいケアが提供できるのではないかと思っています．

**藤沼**：よい意見をありがとうございます．このコンソーシアムは，完全な unofficial な会ですので，自由に発言していただいて結構です．

## ▍提言

**病院総合医も家庭医も，総合診療医である．基盤となるのは，generalism を共有する professional 集団である**

**藤沼**：今日の結論は，病院総合医も家庭医も，要するに総合診療医である．基盤となるのは，generalism なので，generalism を共有する professional 集団であるという位置づけです．内科学は，先ほど言いましたが，イノベーションが終わった状態なので，逆戻りはできません．真の内科を復権させようという人たちがいて，「本来，それは内科のものだ」と言いますが，実際は内科領域の専門分野の人たちからはイノベーション後の懐古厨とみられると思います．おそらくgeneralism 自体はこれから，それを志向する人たちがイノベーションとしてとらえていくことです．それは基本的に医学会を超えた領域です．そのような形で進んでいきたいと思います．

ところで，最近私は還暦を迎えました（笑）．

そこで高齢者として働くにはどうしたらいいかを考えています．これは非常に重要な問題で，「ライフシフト」（東洋経済新報社，2016）という本をぜひ読んでください．今20歳代の人は，ほぼ100歳まで生きます．そうすると65歳定年であとは悠々というのは基本的になくて，65歳定年になったとき，それまでの年収の半分くらいないと，アマゾンプライムも Spotify も Evernote のプレミアム会員も維持できない（笑）．今までの生活はなんとか維持したいので，75歳くらいまでは働かないといけない．もはや家族福祉は期待できない．そういう意味で，一生できる仕事をこれから皆さんぜひ追求してほしいと思います．それがロールモデルになるし，キャリアの発展になります．若いときにしかできない仕事ではなく，病院総合医をやっている人たちが，家庭医をやったり，逆に家庭医をやっている人たちが病院で働くとか，そういうことも可能なのですから．

そういうことで今日の WS を終了します．

最後にジェネラリスト教育コンソーシアムの次回の案内ですが，2018年6月23日沖縄で行います．下記のように開催します．奮ってご参加をお願いします．

**テーマ**：日常臨床に潜む hidden curriculum － professionalism は学習可能か？
**とき**：2018年6月23日（土）10：30～17：00
**ところ**：沖縄科学技術大学院大学（OIST）C 209
〒904-0495 沖縄県国頭郡恩納村字谷茶 1919-1
http://www.oist.jp/
**参加費**：5000円（後日納入のご案内をします）
**定員**：50人
**世話人**：徳田安春（群星沖縄臨床研修センター）

**企画趣旨**：指導医を対象に，日常臨床に潜む hidden curriculum と professionalism について議論します．提言をまとめムック版で刊行します．

以上です．本日はどうもありがとうございました．

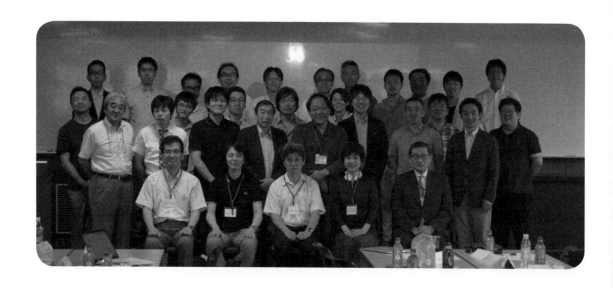

# 第12回ジェネラリスト教育コンソーシアムの印象

東京城東病院総合内科
森川暢

　第12回ジェネラリスト教育コンソーシアムが2017年9月3日に東京大学で行われた．病院総合医に関するテーマで行われたが，奇しくもジェネラリストのこれからを考える会（GPEP）の会場でもあった場所で，GPEPの代表をされていた木村先生の講演で幕を空けた．歴史は螺旋を描きながら進んでいるのである．木村先生の講演の中でジェネラリストは，外見は違っても本質は同じであるという趣旨のスライドが出てきた．その本質は「たらい回しをしない」，「船頭≒主治医である」の2点である．病院総合医も家庭医も同じジェネラリストであるという藤沼先生の言葉で会は幕を閉めたが，徹頭徹尾今回のコンソーシアムのテーマはそこであったのだと思う．

　また病院総合医と専門医との関係性についても考えさせられた．本来，病院総合医がいることで専門医は仕事がしやすくなり，病院総合医は専門医からフィードバックを受けることが出来るというwin-winの関係性を構築することが理想である．しかし現実的には難しいという意見も散見された．川崎市立多摩病院の「総合診療センター」の取り組みが紹介されていたが非常に先進的であった．内科専門医も総合診療センターのチームの一員となり，同センターを病院の教育における中核に据えるという構想であった．さらに，そのような構想を実現させるためには院長をはじめとする病院の上層部の強力なバックアップが必要であることも必須条件であることも改めて認識した．

　実地で臨床をしている診療看護師の講演も非常に勉強になった．個人的には，病院で診療看護師のプログラム作成に携わり診療看護師と働いているためより切実な問題であった．診療看護師はこれらかの時代間違いなく必要で，病院総合医にとっては切っても切れない関係になる確信がある．その意味でも先見の明があるテーマであったと思う．

最後に，日本の病院総合医は，従来の総合内科（GIM）と家庭医療学を融合させた医師像であると考える．大西先生のご講演で 1999 年の論文で同様の趣旨が発表されていることを知った．奇しくも私は，東京城東病院で GIM と家庭医療を融合させたコミュニテイホスピタリストという概念を打ち出したところである．やはり，歴史は螺旋を描きながら，しかし着実に前進しているのである．病院総合医の歴史を歩んできた先人たちの知恵や実戦を受け継いで，歩んでいこうと心を新たにした．

# 第 12 回ジェネラリスト教育コンソーシアムに参加して
## 「NP のスペシャリティは Care で，サブスペシャリティが Cure である」

### 糖尿病ケアサポートオフィス
### 診療看護師　中山法子

今まで総合診療医との活動経験がない私は，本会の参加者のイメージがわからずに不安なまま会場に到着した．一歩入ってみると医療機関の規模も役職も年齢も関係なく，熱いディスカッションが展開されており，参加している医師間の垣根の低さにまずは驚いた．私からは地域におけるナースプラクティショナー（NP）の活動の実際について報告させていただいたあと，座長から，総合診療医と NP の思考の違いについて質問があった．私は即答できるほど自身の考えを整理できておらず，私が伝えられることは，「私の実践は看護である」ということだけである．今までも学会や講演会等で同じような質問を受けていたが，「看護」だとしか回答できず，しかし，それでは NP の役割や思考について伝えるには不十分であることも感じていた．会場での質疑応答の␣のちに，座長が「総合診療医と NP はとても思考のプロセスが似ている．総合診療医はスペシャリティが Cure でサブスペシャリティが Care，NP はスペシャリティが Care でサブスペシャリティが Cure なんでしょうね．」と，とても私の心にしっくりくるご意見をいただいた．総合診療医は Cure と同じくらいに患者の心理的背景を含めた生活について考えており，私たち NP は，慢性疾患をもちながらの生活の視点と同じくらい Cure にも真剣に介入している．NP として活動し始めると，Cure に関しては勉強や経験不足から自信を失ったり，何をする人かわからないなどのような周囲からの評価に戸惑いを感じるなど，役割の変化に伴うアイデンティティークライシスにも直面する．座長の言葉は，NP としてのアイデンティティの確立への大きなヒントにもつながると感じた．

また，病院総合医の育成やそのプログラム，看護師との協働体制についてのワークショップでディスカッションを重ねる中で，病院総合医と NP では抱えている課題に共通点が多いことが確認できた．今後の超高齢社会の医療を支える人材としては両者ともに重要だと考えられ，プライマリケア領域の NP として成長し，活動を拡大していくためには，総合診療医とともに地域で活動するという選択肢が見えてきた．医療機関も職種も居住地域も違えども，これからの日本の地域医療を支える仲間を見つけたという明るい気持ちで会場をあとにした．

# 第12回ジェネラリスト教育コンソーシアム
## 「病院総合医教育の最前線」に参加して

国立病院機構栃木医療センター内科医長
矢吹 拓

今回のコンソーシアムのテーマは「病院総合医教育の最前線」．新専門医制度が様々な困難を抱えながらスタートを切ろうとしている現在，総合診療医を巡る話題はまさに旬の話題である．特に病院総合医は，病院を主な診療の場とした総合診療医である．米国では病院総合医をHospitalistと称して，入院患者に特化・機能分化した総合診療医と定義しているが，本邦で病院総合医に求められている役割は，入院患者診療だけでなく外来や救急，在宅など多彩である．本会には，新進気鋭の若手から日本の総合診療を作り上げてきたベテラン医まで全国から多彩なメンバーが集まり，熱い議論が展開された．

冒頭では，2008-2014年まで活動していた様々な立場で活躍するジェネラリストの集まりである「ジェネラリストのこれからを考える会 Generalist Proactivators for Evolving Perspectives:GPEP」のメンバーだった北里大学木村琢磨先生と高山診療所の川尻宏昭先生から，ジェネラリストの特性や病院総合医の要件についての提言がなされた．また，東京大学の大西弘高先生からは国内外の総合診療医の比較についての概要について，あいクリニック中沢の亀谷学先生からは川崎市立川崎病院での専門医を巻き込んだ病院総合医育成について解説して頂いた．特に，亀谷先生のお話では，重要なのは理解のある病院トップであることが強調されているのが印象的だった．

病院総合医育成とは多少異なるが，興味深かったのは診療看護師（ナース・プラクティショナー：NP）の中山法子先生のお話だった．NPとしての具体的な働き方やキャリア・困難など，現場での実践をお聴きすることができた．重視していることや悩み，葛藤などを伺いながら，まるで総合診療領域の後期研修医の話を聞いているのではないかという錯覚すら覚えた．医師のみならずNPの育成・雇用に力を入れていくことは，病院内での総合診療を促進していく布石になり得ることを確信し，病院総合医とNPがタッグを組んで診療にあたることの重要性を再確認した．

後半のワークショップでは，2つのグループに分かれて前半後半4テーマについてグループ討論を行った．各テーマについてそれぞれ討論時間が足りないほど熱く盛り上がったが，特に印象に残ったのが，藤沼先生の仰った「内科はイノベーション後」という話題だった．イノベーション後に過去に逆戻りすることは非常に難しく，内科学がジェネラル化することは難しいというお話だった．病院総合医の受け皿は内科ではなく，総合診療であるという認識を新たにした．とすると今後，内科部門ではない新たな病院総合医の受け皿が必要になる可能性がある．新たな総合診療医のプラットフォームが重要になるだろう．

同様に，「ジェネラリズムを持ったスペシャリスト」は非常に重要であると考えており，ジェネラリストが核となって繋がったスペシャリストを交えたチームは，むしろ全員が総合診療医であるよりも良いチームができると考えている．そういった意味では，ジェネラリストを育成することの重要さと同様に，専門家や多職種にどのようにジェネリズムを伝えていくか，また，ジェネラリズムのある職種（NP含めて）との連携をいかに構築していくかが，重要になると考えている．地域やチームにとってジェネラリズムを持ったメンバーがいて，それぞれの専門性も同様に発揮できるチームは理想的ではないだろうか．

# 第 11 回
## ジェネラリスト教育コンソーシアム
## 依頼論文

# 付録.

What are clinical practice guidelines? For whom? For what?
What skills are needed concerning CPGs for general practitioners education?

Satoru Okada
Tokyo-Kita Medical Center

Hightlight

The Institute of Medicine defines clinical practice guidelines(CPGs) as the statements that include recommendations, intended to optimize patient care, that are informed by a systematic review of evidence and an assessment of the benefits and harms of alternative care options. In fact, there are a lot of recommendations of CPGs based on low-quality evidence. Therefore CPGs are just guides, not absolute rules. We need 3 skills concerning CPGs for general practitioners' education. Those skills are the assessment of the quality of CPGs, the application medical of information to the patients, and the participation in guideline development for highquality CPG.
Keywords: Clinical practice guidelines, Critical appraisal, AGREE II, generalist

# 1 診療ガイドラインとは何か 誰のため，何のためか？ どう向き合うか？

岡田　悟
東京北医療センター総合診療科

東京都北区赤羽台 4-17-56
E-mail：osapu2000@yahoo.co.jp

## 要旨

　診療ガイドライン（Clinical Practice Guideline: CPG）とは「エビデンスのシステマティックレビューと複数の治療選択肢の利益と害の評価に基づいて，患者ケアを最適化するための推奨を含む文書」です．1つの指針であって，ルールではありません．また CPG の推奨は必ずしも質の高いエビデンスから作成されているわけではなく，推奨作成にはその国の価値観や専門家の意見，利益相反が混じり合います．それが国ごとの CPG の記述の違いになるわけです．このようにしてできる推奨ですから，全ての患者に当てはまる絶対に正しいものというのはありえません．ジェネラリストの教育にあたっている私達が CPG とどのように向き合うか，それは ① CPG の質の評価をできるようになり，その CPG の長所短所を理解すること，②目の前の患者に対して CPG の推奨やその元となるデータを参考にして，その患者の問題を多面的に解決すること，③より質の高い CPG 作成のために参画すること，だと思います．

## キーワード

診療ガイドライン，批判的吟味，AGREE Ⅱ，ジェネラリスト

## 提言

　現状の診療ガイドラインとうまく向き合うのに必要なのは，
1．診療ガイドラインの質の評価をできるようになり，その診療ガイドラインの長所短所を理解すること
2．目の前の患者に対して診療ガイドラインの推奨やその元となるデータを参考にして，その患者の問題を多面的に解決すること
3．より質の高い診療ガイドライン作成のために参画すること

## はじめに

ジェネラリストの教育にあたっている私達にとって，診療ガイドライン（Clinical Practice Guideline：CPG）に対する向き合い方は悩みの種ではないでしょうか．CPG の記述通りに診療をしない場合の罪悪感や，単一疾患でも海外のものも含め多数出版されている場合の記述の違いによる悩みなどもよく経験します．本稿では表題のように「CPG とは何か，誰のため，何のためか？」を述べ，日本の実情，どうなれば CPG がもっと使いやすくなるか，そして現状での CPG との向き合い方について私見を述べます．

## CPG とは何か？

米国医学研究所（institute of medicine：IOM）は 2011 年の Clinical Practice Guidelines We Can Trust[1] の中で，CPG とは「エビデンスのシステマティックレビューと複数の治療選択肢の利益と害の評価に基づいて，患者ケアを最適化するための推奨を含む文書」と定義しています．以前の CPG は専門家が意見を持ち寄って推奨を決めるコンセンサスガイドラインと呼ばれるものでしたが，現在の CPG は世界的に上記のようなものが求められています．

上記の定義からも，CPG は決して守らなければならないルールではなく，あくまで 1 つの指針であることがわかります．実際に CPG の推奨をそのまま適用できたのは 60 ～ 95％だったという報告[2] もあり，そもそも CPG の推奨内容を目の前の患者に適用できないことも多いと認識するべきでしょう．そのため，冒頭に述べた私達が CPG と向き合う際に感じる「CPG の記述通りに診療をしない場合の罪悪感」は，感じる必要のないものかもしれません．これまではどうしても私達自身が「CPG に使われる」風潮になっていますが，これからは自発的に「CPG を 1 つの参考資料として使う」という思考の転換が必要だと感じます．

## CPG は，誰のためにあるか？

CPG の主なユーザーは誰か？それは私達ジェネラリストに他なりません．CPG の多くは common disease に対して作られています．common disease を診療する機会が多いのは，専門医ではなくジェネラリストでしょう．希少な疾患では専門家がメインで診療することになりますが，そのような疾患では前述の IOM の定義のようなシステマティックレビューを行うためのエビデンスの蓄積はなく，CPG としては専門家によるコンセンサスガイドラインに近くなります．

## CPG は，何のためにあるか？

CPG は何のためにあるのか？これは IOM の定義にもあるように「患者ケアを最適化するため」です．ここで重要なのは「CPG の推奨は必ずしも質の高いエビデンスから作成されているわけではない」という事実です．

米国心臓病学会（American College of Cardiology：ACC）／米国心臓協会（American Heart Association：AHA）が出版した CPG の推奨内容が，どのくらいの質のエビデンスから作成されたかを検討した研究があります[3]．この研究では質の高いエビデンスから作成された推奨は 11％と最も少なく，エキスパートオピニオン，症例報告，またはこれまでの標準的な指針などの最も質が低いエビデンスから作成された推奨が 48％と最も多い結果でした．またこれらを反映して推奨の強さで最も多かったのは「その行為／治療の効果には相反するエビデンス／意見がある」という頼りないものでした．この結果は米国感染症学会が出版した CPG の検討でもほぼ同様でした[4]．実際の CPG の作成過程では，エビデンスにその国の価値観や経済状況，専門家の意見，利益相反が混じり合い，最終的な推奨が作成されます．出版された推奨文を読むといかにも絶対的なイメージが強いですが，実際のところ推奨文には多くの不確実な要素が含まれていると言えます．そのため，全ての患者に当てはまる絶対に正しい

推奨はありえません．冒頭で述べた各国の CPG の記述の違いは，特に根拠となるエビデンスの質が低い場合に，推奨作成に占めるその国の有病率や経済状況，価値観の比重が大きくなることで生じている可能性もあります[①]．

このように CPG の推奨自体が絶対的なものではないため，「患者ケアを最適化するため」には，目の前の患者にその推奨を適用するかどうかは検討する必要があります．

## 日本の CPG の実情

さて，日本の CPG の現状はどうでしょうか．国際的な CPG 評価基準である AGREE Ⅱ[5) ②]で日本の CPG の質を評価すると，実は質が低いものも少なくありません．CPG の質の評価は「作成過程をチェックする形式評価」と「記載されている内容の評価」に分かれており，AGREE Ⅱ では形式評価で CPG の作成過程が妥当で情報の偏りがないか，また診療現場において使いやすいかを評価します．AGREE Ⅱ の詳細は他稿に譲りますが，＜対象と目的＞，＜利害関係者の参加＞，＜作成の厳密さ＞，＜提示の明確さ＞，＜適用可能性＞，＜編集の独立性＞という 6 つのドメインを評価します．

南郷らの研究[6)] では日米英の主要 CPG が AGREE Ⅱ によって評価され，日本の CPG が米英のものと比べて＜作成の厳密さ（再現性のあるエビデンスの選択と質の評価，推奨文の公正な作成）＞と＜編集の独立性（資金源からの内容の独立）＞に問題があることが指摘されています．私達がこれらの問題に気づかずその CPG を鵜呑みにしてしまうことは，偏った情報のみで診療にあたってしまう可能性があり，患者の不利益につながります．AGREE Ⅱ の項目を満たす CPG 作成方法として GRADE システム[7)]（詳細は他稿）がありますが，この方法で作成されている CPG は国内では極めて稀です．

このように日本の CPG の質は決して高いとは言えず，信頼性や使いやすさという点ではまだまだ改善の余地があるというのが実情です．

## どうなれば CPG が使いやすくなるか？

使いやすくなるために何よりも重要なのは，「信頼できる」という一点に尽きると思います．前述の IOM は「信頼できる CPG の基準」を提唱しています[8) ③] **(Box 1)**．この基準を満たした場合，「信頼できる」のはもちろんのこと，推奨作成のために参照した研究の質の確認や，効果と害の定量的な評価が可能になります．そうなることで，目の前の患者に推奨をそのまま適用できるかわからないときでも，生データを参考にして効果と害を見積もることが可能になります．まずは信頼できるガイドラインを目指すことでしょう．

## ジェネラリストの教育にあたっている私達が，CPG とどのように向き合うか？

これまで述べてきたように，CPG は絶対的なものではありませんし，そもそも CPG 自体の質が低いものも少なくありません．現状で私達がどのように CPG と向き合うかについて，最後に私見を述べます．

それは ① CPG の質の評価をできるようになり，その CPG の長所短所を理解すること，② 目の前の患者に対して CPG の推奨やその元となるデータを参考にして，その患者の問題を多面的に解決すること，③ より質の高い CPG 作成のために参画すること，だと思います．

### ① CPG の質の評価をできるようになり，その長所短所を理解すること

日本の実情の部分で述べたように，CPG の質を評価できることで，それがどのくらい信頼できるかがわかります．質が低いということがわかった場合には，推奨を鵜呑みにしてはいけないということなので，その CPG の使い方は通常と変わります．どのように変わるかというと，② で述べるように CPG をエビデンスのデータベースとして活用するという使い方になります．推奨が偏った情報から作成されている可能性が高いと

判断した場合には，目の前の患者に対してどのような対応をするべきかは，他の信頼のおけるCPGや，研究の生データを参考にしながら検討しなければなりません．その際に，CPGは情報収集の一つのリソースとして活用できます．これは特に日本のCPGにおいて，海外のCPGには記載されていない日本の研究を参照する際に強力なリソースになります．

### ②目の前の患者に対してCPGの推奨やその元となるデータを参考にして，その患者の問題を多面的に解決すること

上記のようにCPGは情報の宝庫です．前述したようにCPGに縛られ過ぎずに，推奨やその元となるデータを参考にしながら患者ごとに診療方針を検討することが必要です．それはいわゆるEBMのSTEP4（患者への適用）であって，CPGの情報と

ともに，他のエビデンス，患者の病状と周囲の環境，患者の嗜好，医師である自分自身の経験をバランスよく組み合わせて，患者の問題を多面的に解決することが求められます．エビデンスのみではなく患者背景を含めた広い視野で検討するのはジェネラリストの得意分野ですので，それを活かしたいものです．

### ③より質の高いCPG作成のために参画すること

IOMの「信頼できるCPGの基準」[8]**(Box 1)** でも臨床医がCPG作成に参加するのが望ましいとされています．非専門家が作成したCPGの方が，専門家組織が作成したCPGよりも手法的に優れていたという研究結果もあり[9]**(Box 2)**，質の高いCPGを作成するには私達ジェネラリストの参画が重要と考えます．

| Box 1 | | |
|---|---|---|
| 基準1 | 透明性 | 作成過程と資金源について明確にすべき |
| 基準2 | 利益相反 | 作成メンバーの利益相反の開示や，推奨に影響を与える利益相反のあるメンバーの除外をすべき |
| 基準3 | CPG作成メンバー | 臨床医，方法論者，患者代表などのバランスの取れたステークホルダーの参画が必要 |
| 基準4 | 文献のレビュー | 文献のレビュー文献のシステマティックレビューをすべき |
| 基準5 | エビデンスと推奨の強さの評価 | 推奨には，利益と害，エビデンスとその質，価値観，臨床経験を踏まえた説明と推奨の強さの評価がなされるべき |
| 基準6 | 推奨の表記 | 推奨を簡潔に明確にするべき |
| 基準7 | 外部評価 | 関係するステークホルダーによって外部評価されるべき．また出版前のパブリックコメントを求めるべき |
| 基準8 | 更新 | 更新の予定が記されるべき |

（IOMの「信頼できるCPGの基準」：引用文献8より著者改変）

## Box 2

| 基準 | 基準を満たした CPG の割合 | | |
|---|---|---|---|
| | 専門家作成（%） | 非専門家作成（%） | p 値 |
| アウトカムの明確化 | 67 | 17 | 0.001 |
| 利害関係者の参加 | 22 | 90 | 0.001 |
| 系統的な検索と研究の選択 | 11 | 25 | 0.64 |
| 推奨とエビデンスのひも付け | 22 | 33 | 0.69 |
| 利益と害の検討 | 33 | 75 | 0.044 |
| 資源・コストの検討 | 33 | 46 | 0.70 |
| 企業の影響の排除 | 50 | 100 | 0.02 |
| 利益相反の申告 | 22 | 8 | 0.30 |

（専門家組織よりも非専門家が作成した CPG の方が全体的に質が高い：引用文献 9 より著者改変）

## ▌最後に

最後にここまで CPG について概説し、日本の実情、使いやすさのためには信頼できることが重要であること、そして CPG との向き合い方について述べてきました。CPG に使われるのではなく、1 つの参考資料としてうまく活用していきたいものです。本稿がジェネラリスト教育の一助になれば幸いです。

## 参考文献

① Dachs R, Darby-Stewart A, Graber MA. How do clinical practice guidelines go awry? Am Fam Physician. 2012;86(6):514-516. 同じ疾患でも CPG 毎に推奨内容が異なる場合の原因についてエビデンスの質や資金源などの視点から考察されています。

② 日本医療機能評価機構 EBM 医療情報部 ", AGREE Ⅱ 日本語訳試行版 ver.01"（参照 2016-6-22）AGREE Ⅱ の日本語版です。AGREE Ⅱ を学ぶにはこれがお勧めです。

③ Kung J, Miller RR, Mackowiak PA. Failure of clinical practice guidelines to meet institute of medicine standards: Two more decades of little, if any, progress. Arch Intern Med. 2012;172(21):1628-1633. 海外の CPG でも IOM 基準の遵守は困難だったという研究。いかに IOM 基準が厳格かがわかります。

## 引用文献

1 ) Consensus report, Institute of Medicine. " Clinical practice guidelines we can trust." http://www.iom.edu/Reports/2011/Clinical-Practice-Guidelines-We-Can-Trust.aspx( 参照 20166-22)

2 ) Eddy DM .Clinical decision making：from theory to practice. Designing a practice policy. Standards, guidelines, and options. JAMA. 1990;263(22):3077, 3081, 3084.

3 ) Tricoci P, Allen JM, Kramer JM, et al. Scientific evidence underlying the ACC/AHA clinical practice guidelines. JAMA. 2009;301(8): 831-841.

4 ) Lee DH, Vielemeyer O. Analysis of overall level of evidence behind Infectious Diseases Society of America practice guidelines. Arch Intern Med. 2011;171(1):18-22.

5 ) AGREE. http://www.agreetrust.org/, ( 参照 2016-6-22)

6 ) 南郷栄秀、岡田悟、豊島義博、他. 日本の診療ガイドラインの質は低く、改善の余地が大きい. 日本 プライマリ・ケア連合学会学術大会抄録集 . 2014;

7 ) The GRADE working group. http://www.gradeworkinggroup.org/, ( 参照 2016-6-22)

8 ) Laine C, Taichman DB, Mulrow C. Trustworthy clinical guidelines. Ann Intern Med. 2011;154(11):774-775

9 ) Fretheim A, Williams JW Jr, Oxman AD, et al. The relation between methods and recommendations in clinical practice guidelines for hypertension and hyperlipidemia. J Fam Pract. 2002;51(11):963-968.

Quality Assessment for Clinical guidelines
Taku Yabuki
National Hospital Organization Tochigi Medical Center


Hightlight

Although there are so many published clinical practice guidelines (CPGs) in Japan, the quality of the current issued CPGs is not sufficient. Most reliable method for creating CPGs is the GRADE system. There are few CPGs that conform to the GRADE system in Japan. As an evaluation tool for the quality of CPGs, AGREE Ⅱ is widely used. It is composed of a total of 6 areas and 25 items. It is important for general practitioners and other occupations and also even patients, to evaluate the quality of CPGs. By evaluating CPGs properly, the quality of the current CPGs are expected to be further enhanced.

Keywords: AGREE Ⅱ, Clinical practice guidelines, The quality of clinical practice guidelines, GRADE system

# 2 診療ガイドラインの質評価
## （AGREE Ⅱ による評価）

矢吹 拓

国立病院機構栃木医療センター

〒 320-8580　栃木県宇都宮市中戸祭 1-10-37
E-mail：tyabu7973@hotmail.com

## 要旨

　近年，診療ガイドラインは本邦でも数多く発表されているが，現在発行された診療ガイドラインの質は十分とは言えず，作成方法が適切に行われたか，推奨は適切か，利益相反はどうかなどについて評価する必要がある．現在最も信頼性が高い診療ガイドライン作成方法が GRADE システムだが，日本国内で GRADE システムに準拠した診療ガイドラインはまだまだ少ない．診療ガイドラインの質を評価するツールとして，AGREE Ⅱ が広く用いられており，6 領域 23 項目と全体評価 2 項目の合計 25 項目から構成されている．診療ガイドラインを作成する側だけでなく，利用する側である総合診療医や医師以外の他職種も診療ガイドラインの質を評価することが可能である．利用者も適切に評価することによって，現状の診療ガイドラインの質が更に高まることが期待される．

## キーワード

AGREE Ⅱ，診療ガイドライン，診療ガイドラインの質，GRADE システム

## 提言

1．国内の診療ガイドラインの質はばらつきが多いのが現状であり，大きな課題がある
2．診療ガイドラインの評価ツールとして代表的なものに AGREE Ⅱ がある
3．診療ガイドライン利用者も AGREE Ⅱ を用いて，適切に評価することが重要である

## 1) 診療ガイドラインの質

　診療ガイドラインは患者のケアを最適化するための推奨が盛り込まれた文章であり，1970 年以降多くの組織が様々なシステムを用いて推奨を行ってきた．ただ，同じ疾患であっても組織や分野が変わるとその推奨の強さや根拠が，異なることがしばしば見受けられ，利用者の混乱を招いてきた．このような背景を受けて，診療ガイドライン作成においては，臨床的課題を明確化し，それらの臨床疑問に対する既存の文献を系統的に集約し，最終的に適切な推奨を決定するプロセスが重要視されている．現在，最も信頼性が高い作成方法として知られているのが GRADE システムであり，現状の標準的な診療ガイドライン作成方法となっている．

日本国内の診療ガイドラインの数自体は増えてきており，2018年8月現在Mindsガイドラインセンターで公開されている診療ガイドラインは419もあり，様々な学会・団体がそれぞれ独自に多くの疾患や病態に対する診療ガイドラインを作成している．一方，国際的なスタンダードであるGRADEシステムに準拠して作成された診療ガイドラインは，まだまだ少ない状況であり，本邦の診療ガイドラインの質には大きな課題があると言わざるを得ないのが現状である．また，GRADEシステムを謳った診療ガイドラインの多くが実際にはGRADEシステムに準拠していないことがあることも分かっており，本当に適切にGRADEを利用したと言えるかを十分吟味する必要がある．

## ▌2) 信頼できる診療ガイドラインを作成するために

米国国立アカデミー医学研究所（Institute of Medicine：IOM）が作成した，信頼できる診療ガイドラインを作成するための基準[1]では，以下の8つの基準を提唱している．
1. 透明性の確保
2. 利益相反の管理
3. ガイドライン作成グループの構成
4. 診療ガイドラインとシステマティックレビューの連携
5. 推奨に向けたエビデンスの基盤作りならびに推奨の強さの評価
6. 推奨の表記
7. 外部レビュー
8. 更新

これらは，診療ガイドラインを作成する団体や組織がきちんと押さえておくべき最低限の項目ではあるが，国内の診療ガイドラインの中には，これらの項目が適切に処理されていないこともしばしばである．

## ▌3）AGREE Ⅱとは

診療ガイドラインを作成することももちろん重要

だが，多くの臨床医はその利用者となることが圧倒的に多いのではないだろうか．診療ガイドラインの評価ツールは複数作成されている．例えば，WHOのHandbook for Guideline Development[2]や，IOM基準[1]，Cluzuasu基準[3]，AGREE Ⅱチェックリスト[4]などがあるが，どのチェックリストが最も有用でそれを用いた評価によって患者にとって重要なアウトカムが改善したという検証報告はなされていない．

本稿では，上記複数あるチェックリストの中からAGREE Ⅱを取り上げて解説していきたい．

AGREE Ⅱとは，AGREE共同計画（Appraisal of Guidelines Research and Evaluation）が，2003年に発表した評価ツールであり2009年に改訂されている．AGREEのWebサイト（http:// www.agreetrust.org/）で無料公開されており，2009年版の日本語版は試行版ver. 01として，Mindsのホームページで公開されている．AGREE Ⅱは6領域23項目と全体評価2項目の合計25項目から構成されており，ツールの目的として，
1. ガイドラインの質を評価する
2. ガイドライン作成のための系統的な方法を示す
3. ガイドライン上にどのような情報がどのように提供されるべきかを示す

とされている．これらによって診療ガイドラインの作成手法の厳密さと透明性を評価することが可能となる．

AGREE Ⅱは医療者のみならず，ガイドラインに関わる政策決定者や教育者などの利用も想定されており，非医療者であっても利用することができるような構成となっている．また，その普及のために上記AGREEのwebサイトから，評価表の無料ダウンロード，オンライントレーニングツール，AGREE Ⅱの文献リストなどの利用が可能となっている．

## ▌4）AGREE Ⅱの概要

詳細は，実際のAGREE Ⅱの領域と評価項目はBox 1の通りである．具体的には，対象と目的，利害関係者の参加，作成の厳密さ，提示の明確さ，

適用可能性，編集の独立性の6領域について評価を行う．それぞれの領域には2～8項目の具体的な評価項目が明示されており，評価者は診療ガイドラインを注意深く読みながら，これらの項目が適切に記載されているかを評価していく．また，これら6領域の評価を終えた時点で，全体評価を行う．全体評価には，診療ガイドライン全体の質の評価と，診療ガイドラインの臨床への使用を推奨するかどうかが含まれており，上記6領域評価の結果として，最終的に全体の質と実際に推奨するかを判断することになる．

## 5）AGREE II の利用

具体的に AGREE II を用いて診療ガイドラインを評価するにあたっては，まずは診療ガイドライン全体を注意深く読み込むことが重要になる．また，評価にあたっては信頼性を高めるために，2～4人で評価することが推奨されている．各項目を1～7点の7段階で評価し，評点1（全く当てはまらない）から，評点7（強く当てはまる）までを項目毎に付与していく．領域毎に評点が計算され，それぞれの6領域を独立して評価する．具体

---

## Box 1　AGREE II の6領域23項目の評価指標

### 領域1．対象と目的

1. ガイドライン全体の目的が具体的に記載されている
2. ガイドラインが取り扱う健康上の課題が具体的に記載されている
3. ガイドラインの適用が想定される対象集団（患者，一般など）が具体的に記載されている

### 領域2．利害関係者の参加

4. ガイドライン作成グループには，関係する全ての専門家グループの代表者が加わっている
5. 対象集団（患者，一般など）の価値観や希望が探し求められたか
6. ガイドラインの利用者が明確に定義されている

### 領域3．作成の厳密さ

7. エビデンスを検索するために系統的な方法が用いられている
8. エビデンスの選択基準が明確に記載されている
9. エビデンス総体の強固さと限界が明確に記載されている
10. 推奨を作成する方法が明確に記載されている
11. 推奨の作成にあたって，健康上の利益，副作用，リスクが考慮されている
12. 推奨とそれを支持するエビデンスとの対応関係が明確である
13. ガイドラインの好評に先立って，専門家による外部評価がなされている
14. ガイドラインの改定手続きが示されている

### 領域4．提示の明確さ

15. 推奨が具体的であり，曖昧でない
16. 患者の状態や健康上の問題に応じて，他の選択肢が明確に示されている
17. どれが重要な推奨か容易に分かる

### 領域5．適用可能性

18. ガイドラインの適用にあたっての促進要因と阻害要因が記載されている
19. どのように推奨を適用するかについての助言・ツールを提供している
20. 推奨の適用にあたり，潜在的に資源に関して意味する事柄が考慮されている
21. ガイドラインにモニタリング・監査のための基準が示されている

### 領域6．編集の独立性

22. 資金源によりガイドラインの内容が影響されていない
23. ガイドライン作成グループメンバーの利益相反が記載され，適切な対応がなされている

的な記載例，評価するにあたって確認すべき場所，点数の付け方や考慮すべき事項などは，それぞれの領域毎に手引きとして解説されており，評価するにあたっては確認しながら評点をつけていくことが望ましい．

AGREE Ⅱを用いた診療ガイドライン評価は十分定着したとは言えないが，最近プライマリケア連合学会学術集会の中ではワークショップとして開催され好評を博している．また，近年のGRADEシステムに則った診療ガイドラインの作成時には，外部評価委員がAGREE Ⅱを用いて評価を行い，その評価結果が公開されている．

## ▌ 6）まとめ

代表的な診療ガイドライン評価ツールであるAGREE Ⅱを紹介した．現行の診療ガイドラインの質が不十分である以上，利用者である私達一人一人が診療ガイドラインの適切な評価方法を知っておく必要がある．また，これらの診療ガイドラインの評価方法が実地医家レベルで普及していくことに

よって，診療ガイドライン全体の質が更に高まっていくことが期待される．より良い診療ガイドラインの作成に向けて，作成者も利用者も協働していくことが重要である．

### 引用文献

1）Report-at-a-glance, Clinical Practice guidelines We can trust, 2011
2）http://apps.who.int/iris/bitstream/10665/75146/1/9789241548441_eng.pdf
3）Cluzeau FA,et al. Development and application of a generic methodology to assess the quality of clinical guidelines. Int J Qual Health Care. 1999 Feb;11(1):21-8.
4）Brouwers MC,et al. AGREE II: advancing guideline development, reporting and evaluation in health care. CMAJ. 2010 Dec 14;182(18):E839-42.

### 参考文献

① Minds ガイドラインセンターの web サイト
https://minds.jcqhc.or.jp/n/top.php
② AGREE の web サイト
http://www.agreetrust.org/
③ AGREE Ⅱ 日本語版試行版 ver. 01
http://minds4.jcqhc.or.jp/minds/guideline/pdf/AGREE2jpn.pdf

Disease mongering and conflict of interest: In the context of
clinical practice guideline

Kei Miyazaki
Takachaya Clinic, Mie Family Practice Center Takachaya

Hightlight

Disease mongering is the selling of sickness that widens the boundaries of illness
and develops markets for pharmaceutical industries. Doctors and patient groups
may also take part in this activity. Due to a lack of transparency in the development
process, current clinical practice guidelines are strongly influenced by disease
mongering. As stated in 'Clinical Practice Guidelines We Can Trust' by the Institute
of Medicine (IOM), disclosure of economic and intellectual conflicts of interest by
each panel members is vital in eliminating the influence of disease mongering.

Keywords: disease mongering, financial conflict of interest, intellectual conflict of
interest

# 3 診療ガイドラインにおける病気喧伝 （Disease Mongering）と利益相反

宮崎 景

みえ医療福祉生活協同組合　高茶屋診療所（三重家庭医療センター 高茶屋）

〒514-0819 三重県津市高茶屋5丁目11 − 48
E-mail：keimiyazaki.md@gmail.com

## 要旨

病気喧伝とは製薬会社が営利目的で生理的な範囲の身体の不調を病気だと主張し，疾患概念を拡大することを指すが，その疾患イメージにのった医師や患者団体などが，その疾患啓発キャンペーンに加担することもある．現状の診療ガイドラインは作成プロセスの不透明さから，病気喧伝の影響を大きく受けている．米国医学研究所による「信頼できる診療ガイドラインの基準」にあるように，診療ガイドライン作成のプロセスを透明にする努力の一環として，診療ガイドライン作成委員の経済的利益相反と知的利益相反を詳細に開示することが，病気喧伝の影響を排除し，診療ガイドラインの質向上につながる．

## キーワード

病気喧伝，経済的利益相反，知的利益相反

## 提言

1．診療ガイドラインにおける病気喧伝の影響が大きいことは周知されるべきである．
2．診療ガイドライン作成者による病気喧伝の影響を排除するためには，診療ガイドライン作成者個々の経済的利益相反と知的利益相反を開示することが重要である．

### 1．病気喧伝（疾患喧伝）Disease Mongering とは

"Once upon a time, drug companies promoted drugs to treat diseases. Now it is often the opposite. They promote diseases to fit their drugs." [1] この『ビッグ・ファーマ - 製薬会社の真実（和訳）』という書籍からの一節（原文）が，病気喧伝をよく表している．

病気喧伝とは，生理的な範囲の身体の不調を指して「病気だ，病気だ」と騒ぎ立てて，受診や治療を促すことで [2]，医薬品の潜在的需要が病気と健康の中間領域にあることを熟知している製薬

会社が，営利目的で疾患概念を拡大していることもあれば[3]，その疾患イメージにのった医師や患者団体などが，その疾患啓発キャンペーンに加担することもある．

わかりやすい例で言えば，軽症のうつに「心の風邪」などというキャッチコピーをつけた製薬会社による一大プロモーションの結果，2000 年ごろにパキシルの売り上げが急激に伸びたことがある．のちに軽症のうつに対する抗うつ剤の効果は，極めて限定的であることが明るみに出て，安易な薬物療法は避けるよう推奨されるに至った．また近年でも，「うつの痛み」に関するテレビ CM が問題となったが，特定の医薬品名は連呼せずに「お医者さんに相談してください」などと締めくくるのは，典型的な病気喧伝である．参考までに病気喧伝が行われている病気（疾病）の例を **Box 1** に示す．

## 2．病気喧伝と利益相反

前述の製薬会社によるキャンペーンは露骨で分かりやすいが，医療者（特に医師）による病気喧伝は判断が難しい．そこで利益相反（Conflict of Interest: COI）という概念が重要となる．COI は「主要な利害（primary interest）に関わる専門家の判断や行動が，副次的な利害（secondary interest）から影響を受けるような危険性を伴う一連の状況」と定義される[4]．典型的な例は，医師が製薬会社から金銭を受け取る（副次的な利害）ことによって，患者の利益（主要な利害）のために純粋な医学的根拠に基づいて判断するのではなく，その製薬会社の薬が有利になるように取り計らう場合である．このような金銭授受などによる経済的 COI の他に，知的 COI もあり **(Box 2)**，専門医は自らの専門分野の知的 COI の影響を受けやすい．

## 3．病気喧伝が疑われる診療ガイドライン

診療ガイドラインは，「患者ケアを最適化するための推奨を含む文書」であるが[6]，治療の対象となる疾患概念を拡大したり，治療基準を拡大するような動きがある場合，病気喧伝の影響が潜んでいないか常に疑ってかかる必要がある．診療ガイドラインにおける病気喧伝として，診療ガイドライン

**Box 1　病気喧伝が疑われている病気（疾病）の例**

| |
|---|
| 逆流性食道炎 |
| 過活動膀胱 |
| 脱毛症 |
| 勃起障害 |
| ADHD |
| 双極性障害 |
| 鬱 |
| 脂質異常症 |
| 糖尿病 |
| 高血圧 |
| 心房細動 |
| メタボリックシンドローム |
| 骨粗しょう症 |

作成にかかわる委員が，経済的 COI の影響を受けて，意図的に作り出す場合もあれば，該当分野の専門医が知的 COI の影響で，積極的な治療を推進する役割を果たすこともある．また該当領域のスペシャリストほど，病気喧伝にのせられている場合もあり，これも広義の病気喧伝と言える[7]．

診療ガイドラインにおける病気喧伝が疑われる例は，枚挙にいとまがない．日本動脈硬化学会による「動脈硬化性疾患予防ガイドライン 2007 年版」における脂質のコントロール目標値の設定に対して，日本脂質栄養学会コレステロール指針策定委員会から公開質問書が出された論争は記憶に新しい．また例えば高血圧診療ガイドラインは JSH2000，JSH2004，JSH2009，JSH2014 における降圧基準の推移をみると **(Box 3)**，JSH2000 から JSH2004 にかけて，高齢者や合併症群における降圧基準が拡大されている．特に高齢者における行き過ぎた降圧が問題となり，JSH2014 で基準が緩められているが，この傾向は欧米における診療ガイドラインでも共通してみられる．同様の動きは糖尿病の治療目標でもみとめられ，行き過ぎた血糖降下目標は，特に高齢者において近年緩められている．

また近年の心房細動における抗凝固療法の適応も，年々拡大の一途をたどっており，CHADS2

## Box 2　COI の分類と例

| COI の分類 | COI の例 |
|---|---|
| **経済的 COI** | |
| 主要な (primary) COI | 顧問 |
| | 諮問委員 |
| | 同じ治療領域における他の治療薬に対して結びつきのある会社と COI があること |
| 主要でない (secondary) COI | 関係のない治療領域における他の治療薬に対して結びつきのある会社と COI があること |
| **知的 COI** | |
| 主要な (primary) COI | 推奨に直接の影響を及ぼす論文の著者であること |
| 主要でない (secondary) COI | 推奨に直接の影響を及ぼすような，審査付きの研究助成を受けていること |
| | 以前の診療ガイドライン委員であったこと |
| | 推奨に使われるシステマティックレビューの著者であること |

（American Collge of Chest Physicians の Antithrombotic Guidelines 9th ed「元図を参考に著者作成」）[5]

## Box 3　JSH2014 における降圧基準の推移

| | JSH2000 | | JSH2004 | JSH2009 | | JSH2014 |
|---|---|---|---|---|---|---|
| 若年者 | 130/85 | | 130/85 | 130/85 | ↗ | 140/90 |
| 高齢者 | 140-160/90 | ↘ | 140/90 | 140/90 | ↗ | 150/90（後期高齢者） |
| 糖尿病 | 130/85 | ↘ | 130/80 | 130/80 | | 130/80 |
| CKD | 130/85 | ↘ | 130/80 | 130/80 | | 130/80 |
| 虚血性心疾患 | 140/85 | ↘ | 130/80 | 130/80 | ↗ | 140/90 |
| 脳血管障害 | 140-150/90 | ↘ | 140/90 | 140/90 | | 140/90 |

スコアから CHA2DS2-VASc スコアへの基準変更は実質上の適応拡大であり（日本の診療ガイドラインでは CHA2DS2-VASc スコアを採用していない），洋の東西を問わない新規経口抗凝固薬（NOAC）投与への流れも病気喧伝が強く疑われる．例えば CHAD2DS2-VASc の元となった論文は[8]，筆頭著者は濃厚な経済的 COI があり，また著者の一人は製薬会社の社員である．さらに日本の診療ガイドラインでは CHADS2 スコア 1 点の低リスク患者に対して NOAC を推奨しているが[9]，そもそも CHADS2 スコア 1 点の 患者を治療して得られる相対的利益は相当小さい．またワルファリンと比較した NOAC の出血リスクが相対的に少ないというおおむねの傾向は出つつあるが，NOAC の導入に日米欧の循環器系学会があまりにも前のめりになっている傾向は，近い将来高血圧，糖尿病の診療ガイドラインと同様の「行き過ぎた適応拡大を縮小する」という揺り返しがくるのではと筆者は予想している．

### 4．信頼できる診療ガイドラインとは

　診療ガイドラインが病気喧伝などの影響を受けておらず，高い質も含めて信頼出来るかどうかの基準として，米国医学研究所（旧 IOM，現 National

> **Box 4　米国科学アカデミー医学研究所 (IOM) による信頼できる診療ガイドラインの基準**
>
> 作成と資金調達が明示され，誰でも見ることができる
>
> バイアス，利益相反を最小限にするために透明性が確保されている
>
> 多職種パネルによって作成されている（以下を含む：統計エキスパート，患者や消費者の代表，ガイドラインに影響を受ける住民代表）
>
> 厳格なシィステマティックレビューを用い，集計されたエビデンスの質，量，一貫性を検討している
>
> それぞれの推奨に関連する利益と害に関するエビデンスをまとめている
>
> それぞれの推奨に対し，元になったエビデンスの確信性のレベルを明示し，推奨の強さを明示している
>
> パブリックコメントの時期を設けることを含めて，徹底的に外部レビューを受けること
>
> 新しいエビデンスが出た時に，改訂する仕組みを設けてあること

Academy of Medicine）による「信頼できる診療ガイドラインの基準」[10] がある **(Box 4)**．基準を見るとわかるが，作成プロセスの透明性と，何よりも COI の影響を明らかにすることが重要である．示された9つの基準のうち，下線で示された4つが COI と，それによって起きうる病気喧伝の影響を排除することを意識したものである．

特筆したいのは，知的 COI である．経済的 COI は，明確で理解しやすいが，知的 COI が診療ガイドラインに及ぼす影響は，隠然と存在しているため，なかなか理解され難い[11, 12]．特に臓器別専門医（スペシャリスト）は自らの診療分野において知的 COI から逃れるのは難しく，診療ガイドラインの作成パネルが専門医のみで構成される場合，その影響を排除するのは困難である．そのため「信頼できる診療ガイドラインの基準」でも3つ目の項で臓器別専門医だけでなく，総合診療医，患者や消費者の代表などを含む多職種パネルによって作成委員が構成されていることを求めている．

## 5．診療ガイドラインにおける COI の扱い

診療ガイドラインの信頼性を高めるために，COI の開示と可能な限りの COI の排除が望ましいことがわかっていても，現実は難しい．例えばある報告によると 2012 年から 2014 年の間にデンマークにおいて作成された 45 の診療ガイドラインのうち，半数以上の著者が COI を有していたが，診療ガイドラインの中で COI を明示していたものは 45 編のうちたった 1 編であった[13]．

我が国では，例えば内科系関連学会による「医学系研究の利益相反（COI）に関する共通指針 Policy of Conflict of Interest in Clinical Research 2016 年4月改定」でも「診療ガイドライン，マニュアルなどの作成時には，報告された COI に基づいて慎重に作成委員を選定し，COI の状況を適切に開示する」旨を明記している．しかし現実として，近年ようやく COI が表示されるようになったが，経済的 COI として研究助成や講演料の提供を受けた企業名のリストが全体として列挙されているだけで，作成委員各個人の状況は全く不明なままである．知的 COI に至っては，指針の中で言及もされていない．そしてこのような状況で，最近の某診療ガイドライン作成時においても，重大な経済的 COI の影響を受けた事例を筆者は個人的に見聞きしている．

そうした中で特筆すべきは 2016 年7月に発表された ARDS 診療ガイドライン 2016 で[14]，Part1 は旧来どおり経済的 COI を全体として表示するのみとなっているが，Part2 では全ての関係者の COI が経済的 COI，知的 COI ともに詳細に明示されており，診療ガイドラインの透明性を確保するべく先鞭をきった好例である．

## 6．診療ガイドラインにおける病気喧伝を排除するには

診療ガイドラインの作成プロセスの透明性を可能な限り高めて，COI を最大限開示しても，病気喧伝の影響から逃れることは困難である[15]．例えば，診療ガイドラインの作成委員長に就任

する直前に COI 関係を（一旦）清算することで
「COI なし」と報告した事例もある[16]．

　一方で，診療ガイドラインの作成プロセスが
透明で，COI も開示されていれば，議論が分かれる
ような場合でも，病気喧伝の影響の有無を診療
ガイドラインの読者がある程度判断することは
できる．例えば，JNC8 による高血圧診療ガイド
ラインでは，推奨 1 において 60 歳以上に対する
降圧基準を JNC7 の 140/90mmHg から 150/90mmHg
に引き上げたが[17]，作成委員の少数派である
5 名が引き上げに最後まで反対しており，その
旨を診療ガイドラインに明記した上で，その少数
派は反論の論文まで公表している[18]．この少数
派は高血圧専門医，循環器専門医，腎臓専門医
などであり，筆頭著者は経済的 COI がある事を
申告している．JNC8 は COI として各作成委員の
経済的 COI しか公表していないが，作成委員は
多職種で構成されており，議論の経緯も公表して
いるため，病気喧伝の影響の有無について読者が
ある程度判断することができる．

　今後，診療ガイドラインの作成者，使用者がとも
に病気喧伝と COI の重要性について理解を深め，
診療ガイドライン作成プロセスの透明性を高める
ことが，診療ガイドラインの質向上につながるの
ではないだろうか．

## 引用文献

1 ）Marcia Angell (August 24, 2004), The Truth About the Drug Companies: How They Deceive Us and What to Do About It, Random House, ISBN 978-0375508462.

2 ）井原裕．双極性障害と疾患喧伝 (disease mongering)．精神経誌 2011;113(12): 1218-1224.

3 ）Moynihan R, Heath I, Henry D.: Selling sickness: the pharmaceutical industry and disease mongering. BMJ 2002; 324: 886-891.

4 ）Conflict of Interest in Medical Research, Education, and Practice 2009, Institute of Medicine of the National Academy

5 ）Akl E, et al. Considering intellectual, in addition to financial, conflicts of interest proved important in a clinical practice guideline: a descriptive study. J Clin Epidemiol. 2014 Nov;67(11):1222-8.

6 ）Consensus report, Institute of Medicine. Clinical practice guidelines we can trust. March23, 2011.

7 ）Reeve J. Re: Preventing overdiagnosis: how to stop harming the healthy. BMJ 2012;344:e3502.

8 ）Lip GY et al. Identifying Patients at High Risk for Stroke Despite Anticoagulation A Comparison of Contemporary Stroke Risk Stratification Schemes in an Anticoagulated Atrial Fibrillation Cohort: Stroke 2010; 41: 2731-2738.

9 ）循環器病の診断と治療の関するガイドライン 2012 年度合同研究班：心房細動治療（薬物）ガイドライン（2013 年改訂版）

10）Consensus report, Institute of Medicine. Clinical Practice Guidelines we can trust. March23, 2011.

11）Norris SL et al. Conflict of Interest in Clinical Practice Guideline Development: A Systematic Review. PLoS ONE 2011. 6(10):e25253

12）Levinsky NG. Nonfinancial conflicts of interest in research. New England Journal of Medicine 2002. 347:759-761.

13）Bindslev J et al. Underreporting of conflicts of interest in clinical practice guidelines: cross sectional study. BMC Medical Ethics2013 14:19 http://www.biomedcentral.com/14726939/14/19

14）日本集中治療医学会 / 日本呼吸療法医学会 / 日本呼吸器学会. ARDS 診療ガイドライン 2016.

15）Cosgrove L et al. Conflicts of interest and the quality of recommendations in clinical guidelines. Journal of Evaluation in Clinical Practice 2013;19(4): 674?681.

16）Lenzer J. Majority of panelists on controversial new cholesterol guideline have current or recent ties to drug manufacturers. BMJ 2013; 347: f6989

17）James PA et al. 2014 evidence-based guideline for the management of high blood pressure in adults: report from the panel members appointed to the Eighth Joint National Committee（JNC 8）. JAMA. 2014 Feb 5;311(5):507-20

18）Wright JT et al. Evidence Supporting a Systolic Blood Pressure Goal of Less Than 150 mmHg in Patients Aged 60 Years or Older: The Minority View Ann Intern Med. 2014;160(7):499-503.

## 参考文献

① 南郷栄秀．総合診療領域における disease mongering．第 107 回日本精神神経学会学術総会 シンポジウム：今日の新たな病気と精神医学．精神神経学雑誌 2012: 114: SS337-SS347.

Care of Patients with Multimorbidity and the Application
of Clinical Practice Guidelines

1. Shinji Tsunawaki, 2. Ryohei Otsuka
1. Kikugawa City Family Medical Center
2. WindRose Health Network, Hope Family Health Center

Hightlight

Multimorbidity, defined as the presence of two or more chronic medical problems in a person, has become increasingly common as the population ages. Management of patients with multimorbidity is often challenging due to its complexity and increased uncertainty (lack of clear guidance for management). Clinical practice guidelines (CPGs) are developed to manage a specific disease, usually a single disease and therefore most of CPGs fail to address patients with multimorbidity. In fact, applying clinical practice guidelines to patients with multimorbidty can cause an increase in treatment burdens to patients and family, polypharmacy, increased medical cost, and drug/drug and drug/disease interaction. "Guiding Principles for the Care of Older Adults with Multimorbidity" were developed by American Geriatric Society in order to improve care of patients with multimorbidity. We will review 3 domains (patient preference, interpreting the evidence, prognosis) from this guiding principle, as these 3 domains are the first essential steps to navigate care of patients with multimorbidity. We can't emphasize enough the importance of patient preference and how this helps the care team to establish goal of care and to prioritize the agenda during clinical encounters. We introduced "FLOSS (Function, Longevity, Outcome, Symptoms, current Status)" as a tool to elicit patient preference thoroughly.
To provide patient-centered care, clinicians should evaluate available evidence from viewpoint of patient oriented outcome, applicability, treatment burden and time horizon to benefit. The evaluation of prognosis provides a framework for benefits, risks and burden of interventions, and helps prioritize interventions most likely to benefit an individual.

Keywords : Multimorbidity, Patient preference, Time horizon to benefit, Prognosis, Treatment burden , Priotization

# 4 マルチモビディティ患者の診療と 診療ガイドラインの使い方

1. 綱分　信二　　2. 大塚　亮平

1. 浜松医科大学医学部附属病院総合診療専門研修プログラム／静岡家庭医養成プログラム
家庭医療専門医・指導医・老年医学フェロープログラムディレクター
菊川市家庭医療センター
住所：〒437－1507 静岡県菊川市赤土1055－1
2. WindRose Health Network, Hope Family Health Center
Address：163 Butner Dr Hope, Indiana 47246-9447

E-mail：1. tinasin7@hotmail.co.jp　2. r-otsuka@iwate.email.ne.jp

## 要旨

　高齢になるにつれ2つ以上の慢性疾患が併存しているマルチモビディティ患者が増えてくる．各疾患ガイドラインに沿って治療しようとすると治療負担や，ポリファーマシー等の問題が多い．そこで全ての問題を同等に扱うのではなく優先順位をつけることが重要である．そのためには，患者の意向を確認すること，患者にとって重要な結果に関わるエビデンスを吟味すること，さらにその治療効果が出てくるまでの時間や治療とQOLのバランスを考えるために生命予後を予測することが参考になる．

　ガイドラインを参照する上ではガイドラインの対象患者と目の前の患者の違いを意識することが大切である．介入の結果がQOLや生命予後など患者志向であるか，治療効果を得るまでに必要な時間はどれくらいかという情報を確認し，患者の生命予後や心身の機能，周囲の介護力などの状況を考えて介入の妥当性を個別に評価していくプロセスが重要である．

## キーワード

マルチモビディティ，患者の意向，治療効果を得るまでに必要な時間，予後，治療負担，診療の優先付け

## 提言

1．マルチモビディティ患者の診療では，患者の意向，予後，治療の相互作用，治療と疾患の相互作用，治療負担を評価し，介入の利益と害を常に考えながら診療する．

2．今後作成されるガイドラインにはマルチモビディティ患者も対象に入れ，推奨される介入が及ぼす患者や介護者への負担，介入の利益が出るまでの時間，併存疾患を有する際の注意事項，患者の意向をどのように治療方針に反映させるかなどを含めることが望まれる．

## マルチモビディティー (Multimorbidity) の定義

マルチモビディティーとは2つ以上の慢性疾患が併存している状態である[1]．複数の臓器系統に及ぶ慢性疾患が併存するため中心的な疾患を設定しがたい**(Box 1)**．診療科別にケアが分断されていると各科のコミュニケーション不足により容易にポリファーマシーや予期せぬ入院を来しやすくなると言われている[1]．マルチモビディティーは死亡や障害，入院，社会福祉資源コストの増大，QOLの低下，治療や介入による有害事象の増加など多くの悪い結果に繋がってしまうため，その適切な対応が世界中で喫緊の課題となっている[2]．

## ガイドラインの問題点

ガイドラインは単一疾患をいかに診断・治療・管理するかに焦点がおかれており，マルチモビディティ患者にそのまま当てはめることは難しい[3]．

その背景として以下のような理由がある．ガイドラインの元となる研究は比較的若く疾患数の少ない患者（通常合併症がある患者や高齢者は研究から除外される）を対象にしていること，これらの研究のアウトカムは余命が長い患者の症状を緩和し，合併症を予防し，寿命を伸ばすかに力点が置かれている．そのため日本のみならず欧米のガイドラインでも患者や家族の治療負担，短期的な治療目標，治療の利益が出るまでの時間，患者の意向や介入の優先度をどのように考えるかについてはほとんど言及されていない[4,5]．

ガイドライン通りにマルチモビディティの高齢者を診療すると以下のようなケア計画が推奨され，患者，医療者ともに負担（身体的，心理的，経済的，時間的）は非常に多くなり，有害事象の増加も懸念される．

### 79才女性のマルチモビディティ患者を例にとる[4]

> 79才女性：骨粗鬆症，変形性関節症，糖尿病，COPD，高血圧（全ての疾患を中等度と仮定）
> 12種類の薬を19回，1日5回に分けて服用
> 14の非薬物療法が推奨される
> 数多くの検査，紹介，患者教育
> 薬物相互作用，疾患薬物相互作用
> 矛盾する推奨
> 経済的負担（$4877/年）
> 患者の意向や価値観が反映されていない

### Box 1　マルチモビディティーのイメージ図

疾患の重症度を大きさで，手前にある程自覚症状が強いことを示している．症状を訴える変形性膝関節症や前立腺肥大症による頻尿，不眠は本人のQOLには影響していても生命予後にはそれ程大きく左右しない．一方狭心症は高齢者で自覚症状に乏しいにも関わらず生命予後へ大きく影響する．医学的に命に関わる重要な疾患が必ずしも患者にとって困っている疾患ではないことが患者と医療者の間で共通の理解基盤を作りにくくさせている要因でもある．

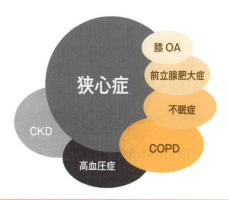

## マルチモビディティ患者における
## ガイドライン利用の現状

　現状では総合診療医はマルチモビディティ患者の診療をする時に，ガイドラインをどのようにとらえているのだろうか．オランダの研究では，総合診療医はガイドラインが広く普及したことで総合診療の質が向上したと考えている[6]．特に，より健康で若い患者層の診療ではその有益性を感じておりガイドラインを遵守する傾向にある．一方でマルチモビディティのある複雑な患者ではガイドラインの有用性は下がり，その利用には懐疑的であると答えている．特に余命の限られた患者の予防医療においてはガイドラインにあまり従わないという考えが多くあるようである．また患者の意向や周囲の状況を考慮したり，患者中心の医療を実践したりする上で，ガイドラインは妨げになり得るとも考えている．マルチモビディティ患者であっても，症状緩和（痛み，呼吸苦）を目的として治療を行う時には症状緩和に関するガイドラインをより積極的に利用するようである．マルチモビディティ患者の診療では，医師の個々の経験から導かれた常識（コモンセンス）を用いて，患者中心の医療を行うことで対応しているようである．

　マルチモビディティ患者の診療において問題を複雑化しているのがポリファーマシーとその減薬である．ある研究によると[7]総合診療医は症状緩和（痛み，不眠）の治療と合併症予防の治療（高血圧や糖尿病の治療）を識別しているが，後者の処方を止めることには抵抗や困難を感じている．

その理由としては合併症予防の治療における患者とのコミュニケーションが難しいこと（例えば，患者自身は合併症予防の治療における有害事象を感じていない，これらの治療の中止を‘あきらめ’と捉えてしまう，予後について話すことを躊躇する）が挙げられている．更に，総合診療医はガイドライン通りに診療しない時に罪悪感を抱いてしまうということもあるようだ．またマルチモビディティ患者の診療において，臓器専門医がそれぞれの専門分野の疾患を重視し，そのガイドラインに従う傾向も問題視されている．

## マルチモビディティー患者への
## アプローチとガイドラインの使い方

### 5-1）マルチモビディティ患者の診療アプローチ

　複数の慢性疾患が混在しているといったい何から手をつけて良いのかが分かりにくく，診療の現場では混沌としてしまう．どのように優先順位を付けてケアを提供していくのか，その中でガイドラインを含めたエビデンスをどのように利用していくかを米国老年医学会の"Guiding Principles for the Care of Older Adults with Multimorbidity: An Approach for Clinicians"[8]を参考に紹介する．

　このアプローチは9つのステップから構成されている（**Box 2**）．介入の優先順位を決定していくには[3]意向を確認する，[4]重要なアウトカムに関するエビデンスを確認する，[5]予後を予測することが特に重要なためこれらを中心に説明する．

---

**Box 2　"Guiding Principles for the Care of Older Adults with Multimorbidity: An Approach for Clinicians"**
アメリカ老年医学会によるマルチモビディティの高齢患者への診療ガイドのステップ

1）受診や相談の目的を明確にする
2）現在の問題点と行なわれている介入の評価をする
3）意向を確認する
4）重要なアウトカムに関するエビデンスを確認する
5）予後を予測する
6）治療と疾患の相互作用（薬剤相互作用も含む）を検討する
7）介入の利益と害について検討する
8）患者や家族と話し合い今後の治療介入について決定する
9）時間をおいて介入プランが実行可能か意向に添ったものになっているのかを再度評価する

## 5-2) 意向について

患者の希望や価値観を尋ね，ケアの目標について話し合うことは，ケアの目標がより明確になるだけでなく，患者医師間の理解，患者家族間の理解が向上する，介護者の満足度が上昇する，入院が減少するにもかかわらず寿命は変わらないなどの効果が示されている[9].

マルチモビディティ患者を対象とした診療では，不確実な中で医療判断を行なわざるを得ないため，患者や家族の意向を知ることは優先順位を付ける上で重要な手がかりになる．しかし，実際に意向を探るのは難しい．また意向は病状や時間とともに変化し，全てに応えることはできないため，患者の意向にも優先度をつける必要がある．どういう内容を確認すれば良いかを，隅々まで聞き出すという意味でオーラルケアに使うフロス FLOSS の頭文字で作成した **(Box 3)**．これらを使っても意向が聞き出せない場合は，人生の最終段階において患者が大切にしたいこと（①症状緩和，②不適切な延命を避ける，③自律性，④大切な人との関係を深める，⑤残された人への負担を減らす）を[10] 例示することで引き出すことができるかもしれない．

## 5-3) 重要なアウトカムに関するエビデンスについて

次に，優先順位の高い疾患や症状への介入のエビデンスについて考えていくが，この時に，研究の対象者が目の前の患者とどの程度近いかどうかを確認すると同時に，アウトカムが患者志向のアウトカムになっているのかという視点が重要となる．患者志向のアウトカムとは，死亡率や身体機能への影響，症状緩和や QOL など患者の生活や命に直結するアウトカムである．これに対比して，血糖値や HbA1c，血圧や骨密度，MMSE の点数等は疾患志向のアウトカムと言われこれらのデータが患者にとってどれ程有意なのかは実際には分からない．

さらにエビデンスを確認する上で大切なのが介入から利益が出るまでにどのくらいの時間が必要かということである．例えば閉経後の骨粗鬆症の女性がビスフォスフォネートによる骨折予防の効果を得るには 3 年間の内服継続で椎体骨折が NNT 20（Number Needed to Treat 治療必要数）と言われている[11]．つまり治療の効果を得るのに 3 年間という時間が必要なのである．NNT と時間の関係を調べるには thennt.com[11] が有用である．

## 5-4) 予後予測について

以上のようにエビデンスを理解する上でも，介入の優先順位を付けていく上でも患者の予後を予測することは極めて重要なプロセスである．人生の最終段階にどれだけ近づいているのかで疾患の治療の比重が高いのか，QOL を重視すべき段階なのかも見えてくる **(Box 4)**．

年単位や月単位で患者の心身機能がどういう傾向にあるのか（維持されているのか，低下しているのか，再入院までの期間など）を知ることで考える助けになり得る．

---

### Box 3　FLOSS (フロス) = Function/Family, Longevity, Outcome, Symptoms, current Status

**Function**　身体機能，精神機能，社会的機能：例）独居生活とグランドゴルフを続けたい

**Family**　家族・介護者への想い・負担等：例）子供に迷惑をかけたくない

**Longevity**　長寿：例）長生きしたい

**Outcome**　最善の結果，最も起こって欲しくないこと
：例）起こって欲しくないことは狭心症発作，入院や施設入所

**Symptoms**　症状：例）倦怠感を取って欲しい

**Current Status**　現状：例）午後は怠くて横になってしまう

一般的な年齢の平均余命は厚労省のホームページから閲覧可能であり[12]，ある程度参考になるが，同じ年齢でも健康状態により余命が大きく変化すること(**Box 5**)は予後を把握する上で非常に重要である[13].

　他にはePrognosis[14]というサイトが有用である．英語ではあるが年齢や性別や合併疾患等を入力することで予後の計算が可能である．またこのサイトの優れた点は大腸がんと乳がんのスクリーニングの患者個々の利益と害についても情報が得られることである．

　予後予測は正確に見積もることが目的ではなく，介入の優先順位を考える上での参考にすることに意味がある．

### 5-5）診療ガイドラインを使用するポイント

　以上のアプローチを踏まえて，診療ガイドラインを使用する上でのポイントをいくつか提示する．一つ目は，現状のガイドラインは若く合併疾患の少ない患者を対象に，延命や合併症の低下，症状緩和を主目的に書かれていることに留意することである．ガイドラインは質の高いエビデンスをまとめた推奨であるので，重要な疾患の情報を入手する際の入り口としては便利である．個々の患者への適応には，ガイドラインの対象患者と目の前の患者の違いを意識することが大切である．二つ目は，ガイドラインが推奨する介入を試みる時には，介入のアウトカムが患者志向であるか，患者の求めるアウトカムに近いか，それを得るためにはどのくらいの時間が必要か，実際に介入に伴う患者や家族の負担はどのくらいなのかを慎重に評価する必要がある．ある研究では，特定の疾患ガイドラインの推奨薬を使うことはマルチモビディティ患者でも生命予後の延長が確認されたとする結果がでており，（特定の疾患における）生命予後の延長という観点ではガイドラインを遵守することの利益があるかもしれない[15].

　最後に，マルチモビディティー患者を診る上ではどうしても高齢者がもつ複数の慢性疾患をどう管理していくかに考えが集中しがちになってしまうが，我々の本当の役割は，複数の慢性疾患を抱えて生活する高齢者を家族や介護者も含めて支えていくことであることを強調しておきたい．そのためにも患者と患者を取り巻く環境をしっかりと観察しながら患者の人生にとって最良のケアとは何かを考えながらマネージメントしていく必要がある．

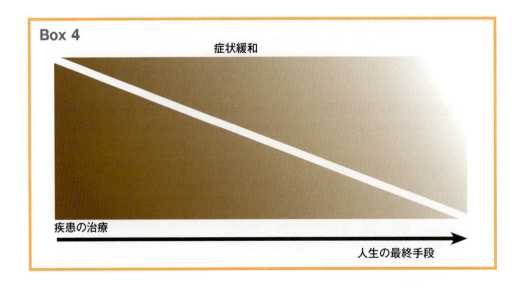

## 引用文献

1) 藤沼康樹．プライマリ・ケアにおける「マルチモビディティー (Multimorbidity)」の意味．総合診療．Vol.25 No1 ed. 医学書院; 2015;25(12):1088-92.
2) Boyd CM. Future of Multimorbidity Research-: How Should Understanding of Multimorbidity Inform Health System Design-- 32(2):451-74.
3) Lugtenberg M, Burgers JS, Clancy C, Westert GP, Schneider EC. Current Guidelines Have Limited Applicability to Patients with Comorbid Conditions-: A Systematic Analysis of Evidence-Based Guidelines. 2011;6(10):1-7.
4) Boyd CM, Darer J, Boult C, Fried LP, Boult L, Wu AW. Clinical Practice Guidelines and Quality of Care for Older Patients. J Am Med Assoc. 2005;294(6):716-24.
5) Hughes LD. Guidelines for people not for diseases-: the challenges of applying UK clinical guidelines to people with multimorbidity. 2012;62-9.
6) Luijks H, Lucassen P, Weel C Van, Loeffen M, Lagro-janssen A, Schermer T. How GPs value guidelines applied to patients with multimorbidity-: a qualitative study. 2015;
7) Schuling J, Gebben H, Johannes L, Veehof G, Haaijer-ruskamp FM. Deprescribing medication in very elderly patients with multimorbidity-: the view of Dutch GPs. A qualitative study. 2012;13(1):1.
8) Guiding Principles for the Care of Older Adults with Multimorbidity: An Approach for Clinicians. J Am Geriatr Soc. 2012;60(10)
9) Review AS. Annals of Internal Medicine Clinical Guidelines Evidence for Improving Palliative Care at the End of Life-: 2008;
10) Singer PA, Martin DK. Quality End-of-Life Care. 1999;281(2):163-8.
11) the NNT.com http://www.thennt.com (/ 参照 2016-5-7)
12) 大臣官房統計情報部人口動態・保健社会統計課．平成26年簡易生命表の概況 主な年齢の平均余命．http://www.mhlw.go.jp/toukei/saikin/hw/life/life14/dl/life14-15.pdf （参照 2016-5-7）
13) Walter LC, Covinsky KE. Cancer Screening in Elderly Patients A Framework for Individualized Decision Making. 2011;285(21):2750-6.
14) ePrognosis. http://eprognosis.ucsf.edu/index.php （参照 2016-5-5）
15) Tinetti ME, Mcavay G, Trentalange M, Cohen AB, Allore HG. Association between guideline recommended drugs and death in older adults with multiple chronic conditions-: population based cohort study. :1-10.
16) Walter LC, Covinsky KE. Cancer Screening in Elderly Patients A Framework for Individualized Decision Making. JAMA. 2011;285(21):2750-6.

## 参考文献

① Guiding Principles for the Care of Older Adults with Multimorbidity: An Approach for Clinicians. J Am Geriatr Soc. 2012;60(10)
② Guiding Principles for the Care of Older Adults with Multimorbidity Pocket Card. The American Geriatrics Soy. 2012.

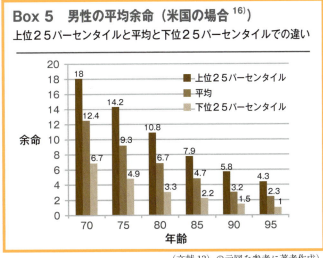

（文献13）の元図を参考に著者作成）

Clinical Practice Guidelines for Hypertension

1. Naoko Shima, MD, 2. Eishu Nango, MD, PhD
1. Department of General Medicine, Saka General Hospital
2. Department of General  Medicine, Tokyo Kita Medical Center

Hightlight

The Japanese clinical practice guidelines (CPG) for hypertension, "Guidelines for the management of hypertension 2014", provide recommendations based on study design methodology from a manual used for developing CPG, referred to as "Minds 2007". In "JNC8" the US CPG for hypertension panel members selected three clinical questions, provided recommendations based on the quality of evidence and decided the strength of the recommendations using their own rules. In the UK, the NICE guideline was made using the Grading of Recommendations, Assessment, Development and Evaluation (GRADE) system. Comparing the three CPGs, the recommendations differ in cutoff age and blood pressure goals. Patients with hypertension often have other chronic diseases, so patients need their hypertension managed depending on their individual risks. The CPGs should be used as one source of information, to help us decide optimal patient management. We need Japanese CPGs made by the GRADE system to provide more efficient and higher quality care.


Keywords : Hypertension,  Chronic diseases,  Clinical Practice Guideline

# 5 高血圧の診療ガイドライン

1. 島　直子　　2. 南郷　栄秀

1. 坂総合病院　総合診療科
〒985-8506　宮城県塩竈市錦町16-5
2. 東京北医療センター総合診療科
〒115-0053　東京都北区赤羽台4-17-56

E-mail：1. azure.violet.23sy@gmail.com　2. eishu-nango@umin.ac.jp

## 要旨

　日本の高血圧診療ガイドラインは，推奨文の根拠に研究デザインに基づいたエビデンスレベルを付け，それらのうち最もレベルの高いものに基づいてA，B，C1，C2，Dの5段階のグレード付けが行われた，いわゆるMinds2007方式である．米国の診療ガイドラインでは，パネルの選んだ3つのClinical Question に対して，独自の基準でエビデンスの質を評価して推奨グレードを付与し，推奨を作成している．英国のNICEガイドラインはGRADE systemで作成されている．各診療ガイドラインの推奨は，年齢と降圧目標が微妙に異なっている．高血圧患者は複数の慢性疾患を合併していることが多く，実際の診療では個々の患者のリスクに合わせた選択を採るべきである．診療ガイドラインはその判断のための情報ツールの1つとして用いられるべきであり，より効率よく質の高い診療を行うためにも，GRADE systemで作成された質の高い日本の診療ガイドラインが必要である．

## キーワード

高血圧，慢性疾患，診療ガイドライン

## 提言

1．わが国の高血圧診療ガイドラインも，GRADE systemを用いた質の高いものにするべきである
2．高齢者の多いわが国では，リスクに応じた降圧目標の考え方に重点を置くべきである
3．診療ガイドラインは臨床現場で使いやすい形で提供されるべきである．

## はじめに

　総合診療医は，幅広い領域のCommon Diseaseの診療を行うが，全ての疾患において網羅的にエビデンスを把握することは困難である．そのため，

エビデンスの集大成に行うべき診療行為の推奨を付した診療ガイドライン（Clinical Practice Guideline: CPG）は総合診療医にとって非常に有用なツールとなりうる.

本稿では，Common Disease の代表として高血圧を取り上げる．日本高血圧学会の「高血圧治療ガイドライン 2014」[1]（以下，JSH2014），米国合同委員会第 8 次報告[2]（以下，JNC8），英国国立医療技術評価機構（NICE）の「高血圧診療ガイドライン」[3]（以下，NICE2011）を取り上げて，各 CPG の作成方法と推奨の違いを比較しつつ，総合診療医にとってどのような CPG が使いやすいか考える.

## 日本の高血圧 CPG の作成方法

JSH2014 の執筆委員は，日本高血圧学会役員の他，脳卒中，妊娠高血圧，内分泌，認知症，透析，療経済など高血圧に関連する専門家で構成された．患者団体代表や薬剤師なども委員会に組み込まれたが，意見や希望を聴取するのみで，推奨の作成そのものにはかかわらなかった.

推奨の作成にあたっては，日本医療機能評価機構医療情報サービス Minds の「診療ガイドライン作成の手引き 2007」[4]にしたがって専門家によるエビデンスレビューが行われていた．レビューは，キーワードによる PubMed 検索や既存の日米英の高血圧 CPG の文献をもとに文献検索が行われたが，システマティックレビューではなかった.

エビデンスレベルと推奨グレードは表**(Box 1)** に示すように付与された．エビデンスレベルは研究デザインでランク付けされたエビデンスヒエラルキーに基づいて定められており，研究の質は評価されていなかった．また推奨グレードは最もエビデンスレベルの高い文献情報が採用されていた．そのため，1 つでもエビデンスレベルの高い論文があれば，推奨グレードが高くなってしまう．つまり，有効性が証明されたとするランダム化比較試験の論文が 1 つあれば，他にどんなに有効性が証明されなかった研究があったとしても

推奨グレードが高くなってしまうのである.

利益相反（conflict of interest: COI）については，作成自体に外部からの資金提供はないが，作成委員個人に対して製薬会社からの報酬があったと記載されている．しかし，誰がどの会社からいくらもらっていたかなど，その詳細は曖昧である．また，学術的 COI についての記述もなかった.

## 米国の高血圧 CPG の作成方法

JNC8 の資料ガイドラインパネルは，高血圧，プライマリ・ケア，老年病，循環器，腎臓，看護，薬学，臨床試験，EBM，疫学，情報学，CPG の専門家など，多彩なメンバーで構成された．様々なステークホルダーが含まれているが，患者代表や医療政策担当者などが参加しなかった点では不十分である.

パネルが決めた以下の 3 つの Clinical Question (CQ) について推奨が作られた.

・高血圧成人において，ある特定の血圧閾値で降圧薬物療法を開始することは，健康アウトカムを改善するか.
・高血圧成人において，特定の降圧目標に対して降圧薬物療法を行うことは，健康アウトカムを改善するか.
・高血圧成人において，様々な降圧薬や降圧薬のクラスは特定の健康アウトカムにおいて利益や害が異なるか.

エビデンスレビューは，18 歳以上の成人を対象とした高血圧の研究に焦点を当てたが，組み入れに際しては条件をつけ制限されていた．したがって，本 CPG ではシステマティックレビューは行われなかったことになる．選ばれた研究は，米国心肺血管研究所（NHLBI）の標準化質評価ツールを用いて質が評価され，good か fair に入ったものが採用された．そして外部の方法論チームが文献レビューを行い，エビデンスのサマリーを作成した．このサマリーをもとに，パネルがエビデンス声明，推奨を作成し，表**(Box 2)** のように

推奨を定めた．日本と同様，基本的には研究デザインによるエビデンスピラミッドが採用されているが，エビデンスの質も一応は考慮されている表（**Box 2**）．

このように，JNC8 は独自の基準で作成を行った．COI が開示されており，パネル 17 人中 4 人が企業から謝金を受けていたと記載され，その名前も示されていた．興味深いことに，推奨が全会一致で決まらなかったものは，COI の有する高血圧専門家が推奨文案に反対していた．

## 英国の高血圧 CPG の作成方法

英国では，英国国民保健サービス NHS が NICE ガイドラインの名で全ての CPG を国の政策として作成しており，その作成には国際標準の CPG 作成方法である GRADE system を用いており，エビデンスのシステマティックレビューが行われ，集められたエビデンスの質の評価をした後

に，利益と害のバランス，コスト，患者の価値観を考慮して推奨が作られていた．フルガイドラインは，「GRADE システムを利用したといえるための基準」[5] を満たすものとなっている．

## 日・米・英の高血圧 CPG の質の比較

上記で述べたように，日本と米国の高血圧 CPG は各学会が定めた独自の基準で作成されており，英国では GRADE system を採用した NICE ガイドラインとして統一された基準で作成されている．CPG の質を評価する国際標準ツールの 1 つである AGREE II [6][7] に従って，南郷らが日・米・英の高血圧 CPG を評価した結果を表（**Box 3**）に示す[8]．評価の結果をみると，日本の CPG は全般的に質が低く，英国のものは質が高く，米国のものはその中間であった．日本は特に，作成の厳格さ，適用可能性，編集の独立性のスコアが低かった．

### Box 1-1 [1]　JSH2014 におけるエビデンスレベルの分類

| エビデンスレベル |
| --- |
| 分類 |
| Ⅰ　システマティックレビューやランダム化比較試験のメタアナリシス |
| Ⅱ　ランダム化比較試験 |
| Ⅲ　非ランダム化比較試験，ランダム化比較試験のサブ解析・後付解析 |
| Ⅳa　疫学研究（コホート研究，コホート研究のメタアナリシス） |
| Ⅳb　疫学研究 ( 症例対照研究，横断研究 ) |
| Ⅴ　記述研究（症例報告やケースシリーズ） |
| Ⅵ　専門委員会や専門家の意見 |

### Box 1-2 [1]　JSH2014 における推奨グレード

| 推奨グレードA | 強い科学的根拠があり行うよう強く勧められる |
| --- | --- |
| 推奨グレードB | 科学的根拠があり行うよう勧められる |
| 推奨グレードC1 | 科学的根拠は不十分だが行うように勧められる |
| 推奨グレードC2 | 科学的根拠は不十分だが行わないように勧められる |
| 推奨グレードD | 科学的根拠があり行わないよう勧められる |

## Box 1-3 [1]　JSH2014 における推奨グレード決定の原則

| 推奨グレード A | 少なくとも 1 個以上のエビデンスレベル I の結果がある |
|---|---|
| 推奨グレード B | 少なくとも 1 個以上のエビデンスレベル II の結果がある |
| 推奨グレード C1, C2 | エビデンスレベル III，IV，V，VI の結果による |
| 推奨グレード C2 | 科学的根拠は不十分だが行わないように勧められる |
| 推奨グレード D | 少なくとも 1 個以上のエビデンスレベル I または II の結果がある |

## Box 2-1 [2]　JNC8 におけるエビデンスの質の分類

| エビデンスの種類 | 質 |
|---|---|
| 結果が健康アウトカムへの効果を直接決定するような十分な症例数のある，質の高いランダム化比較試験 (RCT)<br>上記のような RCT の質の高いメタアナリシス<br>推定される効果について確実性が高いもの | 高 (high) |
| 結果の妥当性や信頼性に影響のあるようなわずかな制約のある RCT<br>非ランダム化比較試験 (non-RCT)<br>上記のような研究の質の高いメタアナリシス<br>推定される効果についての確実性が中程度のもの | 中 (moderate) |
| 大きな制約のある RCT<br>大きな制約のある non-RCT または観察研究<br>比較対照のない観察研究（ケースシリーズ，ケースレポート）<br>人に対する生理学的研究<br>上記のような研究のメタアナリシス<br>推定される効果の確実性が低いもの | 低 (low) |

## Box 2-2 [2]　JNC8 における推奨の強さ

| グレード | 推奨の強さ |
|---|---|
| A | 強い推奨 |
| B | 中程度の推奨 |
| C | 弱い推奨 |
| D | 推奨できない |
| E | 専門家の意見 |
| N | 推奨がつけられない（十分なエビデンスがない，またはエビデンスが不明確または相反している） |

（元図を参考に著者作成）

# Box 3　日・米・英の高血圧の診療ガイドラインの比較⁶⁾

評価対象ガイドライン名：　高血圧診療ガイドライン（日 JSH2009／JSH2014, 米 JNC8(2014), 英 NICE2011）

評価者：南郷栄秀／岡田悟
評価日：2014/4/9

| 領域 | 項目 | AGREE II 得点 | | | |
|---|---|---|---|---|---|
| | | JSH2009 | JSH2014 | JNC8 | NICE2011 |
| 領域1<br>対象と目的 | 1. ガイドライン全体の目的が具体的に記載されている。 | 6　5 | 7　6 | 7　5 | 7　7 |
| | 2. ガイドラインが取り扱う健康上の問題が具体的に記載されている。 | 2　5 | 2　4 | 2　5 | 7　7 |
| | 3. ガイドラインの適用を意図する対象集団（患者、一般市民など）が具体的に記載されている。 | 2　4 | 6　6 | 7　4 | 7　7 |
| | 領域1 | 50% | 69% | 81% | 100% |
| 領域2<br>利害関係者の参加 | 4. ガイドライン作成グループには、関係する全ての専門家グループの代表者が加わっている。 | 3　4 | 3　5 | 7　7 | 7　7 |
| | 5. 対象集団（患者、一般市民など）の価値観や好みが考慮されている。 | 2　5 | 4　4 | 2　3 | 7　7 |
| | 6. ガイドラインの利用者が明確に定義されている。 | 6　5 | 7　6 | 2　5 | 7　7 |
| | 領域2 | 53% | 64% | 56% | 100% |
| 領域3<br>作成の厳密さ | 7. エビデンスを検索するために系統的な方法が用いられている。 | 5　3 | 4　3 | 4　7 | 7　7 |
| | 8. エビデンスの選択基準が明確に記載されている。 | 1　3 | 2　4 | 5　6 | 7　7 |
| | 9. エビデンス総体の強固さと限界が明確に記載されている。 | 1　2 | 1　2 | 5　6 | 7　7 |
| | 10. 推奨を作成する方法が明確に記載されている。 | 1　2 | 1　2 | 1　6 | 7　7 |
| | 11. 推奨の作成にあたって、健康上の利益、副作用、リスクが考慮されている。 | 4　2 | 4　4 | 4　3 | 7　7 |
| | 12. 推奨とそれを支持するエビデンスとの対応関係が明確である。 | 5　4 | 5　4 | 1　6 | ／　／ |
| | 13. ガイドラインの公表に先立って、専門家による外部評価がなされている。 | 7　4 | 3　4 | 7　5 | 5　7 |
| | 14. ガイドラインの改訂手続きが示されている。 | 1　3 | 1　3 | 1　3 | 5　4 |
| | 領域3 | 33% | 47% | 67% | 95% |
| 領域4<br>明確さと<br>示し方 | 15. 推奨が具体的であり、曖昧でない。 | 6　3 | 6　3 | 7　6 | 7　7 |
| | 16. 患者の状態や健康上の問題に応じて、他の選択肢が明確に示されている。 | 6　3 | 5　5 | 7　6 | 7　7 |
| | 17. どれが重要な推奨か容易に分かる。 | 6　4 | 7　7 | 7　7 | 7　7 |
| | 領域4 | 61% | 64% | 94% | 100% |
| 領域5<br>適用<br>可能性 | 18. ガイドラインの適用にあたっての、促進要因と阻害要因が記載されている。 | 1　1 | 1　1 | 4　5 | 7　6 |
| | 19. どのように推奨を適用できるようにするかについてのアドバイス・ツールを提供している。 | 1　1 | 1　4 | 1　2 | 7　7 |
| | 20. 推奨の適用にあたり、潜在的に関連して影響する資源が考慮されている。 | 1　1 | 1　1 | 1　2 | 7　7 |
| | 21. ガイドラインにモニタリング・監査のための基準が示されている。 | 1　7 | 1　1 | 1　1 | 7　1 |
| | 領域5 | 0% | 13% | 19% | 85% |
| 領域6<br>編集の<br>独立性 | 22. 資金源によりガイドラインの内容が影響されていない。 | 1　7 | 2　5 | 4　7 | 7　7 |
| | 23. ガイドライン作成グループメンバーの利益相反が記録され、適切に対応されている。 | 1　4 | 1　3 | 7　7 | 7　7 |
| | 領域6 | 38% | 29% | 88% | 100% |
| | 全体評価 | 2　4 | 3　4 | 5　5 | 7　6 |

コメント：
日本の診療ガイドラインは全般的に質が低い。
改訂されて、質が高くなった。
特に、作成の厳密さ・適用可能性・編集の独立性のスコアが低い
英国のNICE guidelineの診療ガイドラインは、全般的に高スコアである

## 日・米・英の高血圧 CPG の推奨の比較

日・米・英の高血圧 CPG で掲げられている高齢者の降圧目標は以下のとおりである.

### 日本

原則として 140 ／ 90mmHg 以上の血圧レベルを薬物治療の対象として推奨する. ただし, 75 歳以上で収縮期血圧 140 〜 149mmHg や, 6 メートル歩行を完遂できない程度の虚弱高齢者では個別に判断する. 推奨グレード B［エビデンスレベル II］

### 米国

### 推奨 1

60 歳以上の一般的な集団では, 収縮期血圧が 150 mmHg 以上, 拡張期血圧を 90 mmHg 以上で薬物療法を開始し, 収縮期血圧を 150 mmHg 以下, 拡張期血圧を 90 mmHg 以下を目標として治療する（強い推奨 − グレード A）.

### 必然的な推奨

60 歳以上の一般的な集団で, 高血圧の薬物療法によってより低い収縮期血圧（例えば＜ 140mmHg）を達成していて, 健康や QOL に副作用が起こっていないならば, 治療を調節する必要はない（エキスパートオピニオン − グレード E）

### 英国

• 高血圧治療を行う 80 歳未満の人では, 診察室血圧が 140/90mmHg 未満になるように目標を定める［新 2011］
• 高血圧治療を行う 80 歳以上の人では, 診察室血圧が 150/90mmHg 未満になるように目標を定める［新 2011］

見ての通り, 国によって高齢者の定義が異なり, コントロール目標も微妙に異なっている. 日本では高齢者の定義として 65 歳としていて（推奨文中には書いてないが本文中には書いてある）さらに 75 歳以上に言及しているのは, 医療制度上の前期高齢者, 後期高齢者に合わせたものと推測される. 一方, 米国は以前の診療ガイドラインの基準を踏襲して 60 歳以上, 英国は根拠となるエビデンスのサブ解析が 80 歳を cutoff として行われていることを反映している.

JNC8 が降圧目標を収縮期血圧 140 mmHg 未満から 150 mmHg 未満に変更した理由は, 日本の 2 つの研究[9) 10)]で心血管疾患の発症率に違いがなかったとする結果を根拠とされたが, 日本の診療ガイドラインでは同じ研究を引用しつつも, 統計学的パワーの問題を指摘して, 有害事象の観点から高齢者でも安全に目標達成可能として降圧目標を収縮期血圧 140 mmHg 未満としている点が興味深い.

また 2017 年 1 月に米国内科学会（ACP）と米国家庭医療学会（AAFP）が 60 歳以上の高齢者を対象とした診療ガイドライン※を発表した. 作成は Grade System で行われている. 推奨 1 〜 3 があり，その内容は JNC8 の推奨内容に矛盾しない.

## どのような CPG が利用しやすいのか

高齢化が進む日本においては, 高血圧を始めとするさまざまな慢性疾患を併発している患者を診ることが多い. そのため, 全ての患者に CPG の推奨をそのまま当てはめられるとは限らない. 目の前の患者に対して推奨が利用できるのかどうかは, 診療のたびに自分自身で判断しなくてはいけないのだ.

Hynes らは, EBM の実践において, 患者に適用する際に, 「エビデンス」「臨床的状況, 現場の環境」「患者の意向と行動」「医療者の経験」を考慮するべきであると説明している[11)]. CPG は, 「エビデンス」を体系的にまとめた上で, 利益と害のバランス, 価値観, コストやリソースを検討して推奨を提示する. つまり CPG はエビデンスに基づいて患者への診療行為の判断を代行しているといえる. したがって実際に診療する際には, CPG の推奨がどのように作られているのかを知ることが大事であり, それによって自分の患者の状況との違いを認識し, 自分の患者での判断に役立てることができる.

そのため, 優れた CPG は推奨の作成過程が明示され透明性が確保されている. 作成過程が明

示されていない CPG は患者に適用するのが困難であるし，エビデンスのみが推奨作成の決定要因になっているような場合には単なるエビデンスレビューと認識するべきである．さらに，システマティックレビューがなされていなければ，偏ったエビデンスとなっている可能性が高いため，読み手が批判的吟味をしなければならない．限られた時間で様々な疾患に対応しなくてはいけない総合診療医にとっては，非常に労力を要することとなるだろう．

## おわりに

米国医学研究所（IOM）の「信頼できる診療ガイドライン」の基準を満たし，推奨の作成過程を開示した透明性の高い CPG があれば臨床現場に有用である．その具体的な作成方法として，国際基準のツールであるのが GRADE system である．総合診療医が現場で活用しやすい GRADE system を用いた CPG が国内でも作られることを期待している．

### 引用文献

1）日本高血圧学会高血圧治療ガイドライン作成委員会．高血圧治療ガイドライン 2014．ライフサイエンス出版，2014，234p．
    **日本高血圧学会により発行された高血圧 CPG**
2）Paul A. James, Suzanne Oparil, Barry L. Carter, et al. 2014 Evidence-based guideline for the management of high blood pressure in adults report From the panel members in appointed to the eighth joint national commitee. JAMA. 2014; 311(5): 507-520
    **米国心肺血管研究所が 2013 年に発表した高血圧 CPG**
3）National Institute for Health and Clinical Excellence. Hypertension The clinical management of primary hypertension in adults. 2011. https://www.nice.org.uk/guidance/cg127/evidence/fullguideline-248588317（参照 2016-6-24）
    **英国 NHS より発行された NICE の高血圧診療ガイドラインの full version**
4）福井次矢，吉田雅博監修．Minds 診療ガイドライン作成の手引き 2017．日本医療機能評価機構医療情報サービス
    **Minds が作成した診療ガイドライン作成マニュアル**
5）The GRADE working group. Criteria for applying or using

GRADE. http://gradeworkinggroup.org/docs/Criteria_for_using_GRADE_2016-04-05.pdf(参照 2016-6-24)
    **GRADE システムを利用した CPG かどうかを判断するための 6 つの基準が記載されている**
6）AGREE. AGREE Ⅱ. http://www.agreetrust.org/（参照 2016-6-24）
    **AGREE Ⅱ評価のチェックリストが記載されている**
7）日本医療機能評価機構 EBM 医療情報部．AGREE Ⅱ日本語訳. http://minds4.jcqhc.or.jp/minds/guideline/pdf/AGREE2jpn.pdf（参照 2016-8-13）
8）南郷栄秀，岡田悟，豊島義博，他．日本の診療ガイドラインの質は低く，改善の余地が大きい．日本プライマリ・ケア連合学会学術大会抄録集．2014; 5: 299
    **日・米・英の診療ガイドラインを AGREE Ⅱを用いてスコアリングし，比較している**
9）JATOS Study Group. Principal results of the Japanese trial to assess optimal systolic blood pressure in elderly hypertensive patients (JATOS). Hypertens Res. 2008;31(12):2115-2127.
    **収縮期血圧 140 mmHg 未満と 140 mmHg ～ 160 mmHg では心血管疾患発症率や死亡率に違いがな かったとする RCT（JATOS 研究）**
10）Ogihara T, Saruta T, Rakugi H, et al; Valsartan in Elderly Isolated Systolic Hypertension Study Group. Target blood pressure for treatment of isolated systolic hypertension in the elderly: Valsartan in Elderly Isolated Systolic Hypertension Study. Hypertension. 2010;56(2):196-202.
    **収縮期血圧 140 mmHg 未満と 140 mmHg ～ 150 mmHg では心血管疾患発症率に違いがなかったと する RCT（VALISH 研究）**
11）Haynes RB, Devereaux PJ, Guyatt GH. Clinical expertise in the era of evidence-based medicine and patient choice. Evid Based Med. 2002, 7, 36-38.
    **EBM の step4 について解説されている**

### 参考文献

①南郷栄秀．"なんごろく - 高血圧"．The SPELL. http://spell.umin.jp/nangoroku/nangoroku_hypertension.html,（参照 2016-6-24）
    **南郷栄秀先生が運営管理している HP．なんごろくでは高血圧を始めとした common disease のエビデン スなどがまとめられ，分かりやすく解説されている．**
②Qaseem A, Wilt TJ, Rich R, et al ; Clinical Guidelines Committee of the American College of Physicians and the Commission on Health of the Public and Science of the American Academy of Family Physicians.
Pharmacologic Treatment of Hypertension in Adults Aged 60 Years or Older to Higher Versus Lower Blood Pressure Targets:
A Clinical Practice Guideline From the American College of Physicians and the American Academy of Family Physicians. Ann Intern Med. 2017;166(6):430-437.
    **米国内科学会と米国家庭医療学会が 2017 年に発表した高齢者を対象とした CPG**

A Report on Developing Japanese Guidelines 2015 for the
Management of Acute Pancreatitis:
From the Viewpoint of Generalists


1. Tomoki Ukai MD,MSc, 2. Satoru Shikata MD,PhD
1. National Center Hospital of Neurology and Psychiatry
2. Mie Prefectural Ichishi Hospital


Hightlight

We report on four general physicians who joined the Systematic Review team for
the Japanese Guidelines 2015 for the management of acute pancreatitis. The team
performed the systematic reviews on four clinical questions. The results of the
systematic review regarding prophylactic use of antibiotics for patients with
severe acute pancreatitis were incorporated in the guideline recommendations.
Since generalists are expected to be the primary end users of the guidelines, we
believe that generalists should be more actively involved in developing guidelines.
Our experience provides an indication of how generalists can achieve this.


Keywords: Clinical practice guidelines, Systematic reviews, GRADE system, Acute
pancreatitis

# 6 総合診療医による
# 急性膵炎診療ガイドライン
# 2015 作成報告

1. 鵜飼 友彦　　2. 四方 哲

1. 国立研究開発法人国立精神・神経医療研究センター
〒 187-8551　東京都小平市小川東町４－１－１
2. 三重県立一志病院
〒 515-3133　三重県津市白山町南家城 616

E-mail：1. ukaitomo@gmail.com　2. shikatas@gmail.com

## 要旨

　急性膵炎診療ガイドライン 2015 第４版は GRADE システムを用いて作成され，今回新たにシステマティックレビューチームが組織された．筆者らを含め日本プライマリ・ケア連合学会に所属する総合診療医４名がシステマティックレビューチームとして参加した．システマティックレビューチームは，4 つの Clinical Question（CQ）に対して新たにメタ・アナリシスを行い，重症急性膵炎に対する早期の予防的抗菌薬投与の有用性を示すなど，結果がガイドラインの推奨文に盛り込まれた．一方，総合診療医は CQ の作成の段階には参加しておらず，その為日本と米国のガイドラインを比較すると，日本のガイドラインは「専門家による専門家のための」ガイドラインに仕上がっている印象を受ける．ガイドラインのエンドユーザーを代表する立場として総合診療医がその作成により深く関わっていくことは今後重要であり，その人材の養成と，方法の確立が急務である．

我々の経験は一つの具体的な可能性を提案できるものと思われる．

## キーワード

診療ガイドライン，システマティックレビュー，GRADE システム，急性膵炎

## 提言

1. ガイドライン作成においては，Clinical Questions を作成する段階から主なエンドユーザーである総合診療医がより積極的に関わるべき
2. これから総合診療医がガイドライン作成に関わっていくために，今回の事例のようにシステマティックレビューチームに加わるなど，新しい方略が必要

## はじめに

筆者らは，三重県の山奥の小病院でせっせと働く総合診療医である．その総合診療医が急性膵炎診療ガイドライン2015作成に参加した．日本ではこれまでほぼすべての診療ガイドラインが各科の専門医によって作成されており，ガイドラインのエンドユーザーである総合診療医は作成に関わってこなかった．診療ガイドラインはそもそも専門家ではない者を想定し，標準的な治療を提示する目的で作成されるものである．その点でガイドラインの提供する内容と，利用者の求めるものにギャップが生じてきた可能性がある．

急性膵炎診療ガイドライン2015では，新たにシステマティックレビューチームが組織されることになり，総合診療医4人がチームメンバーとして選出された．本稿では，急性膵炎診療ガイドライン2015第4版を米国の急性膵炎ガイドラインとの比較で概説するととともに，総合診療医がガイドライン策定に加わった経験を報告する．

## 急性膵炎診療ガイドライン2015（第4版）について

急性膵炎診療ガイドラインは1994年に第1版の作成作業が開始され2003年に第1版が発行，その後2007年に第2版，2009年に第3版が発行され，そして2014年に第4版の作成委員会が組織され，翌2015年に発行された．

第4版で改訂された点については，序言に以下のように記されている．

1．2012年に行われたアトランタ分類の改訂を反映した
2．低侵襲外科的治療の進歩を反映した
3．2011年に診療ガイドラインの定義が改定され，それに基づいて作成された

特に3．については，システマティックレビューの重要性が強調され，GRADEシステム用いてガイドライン作成が行われた．これをふまえて，第4版急性膵炎診療ガイドライン作成委員には，

はじめてシステマティックレビューチームが導入された．前述のように，システマティックレビューチームの設定にともなって，筆者らプライマリ・ケア医が委員に加わることとなった．

GRADEシステムの詳細は他稿に譲るが，急性膵炎診療ガイドライン2015では，まず企画（スコープ）が作成され，それに基づいてClinical Question（CQ）が設定された．CQは最終的に49個となり，そのCQからアウトカムを抽出し，アウトカム毎にエビデンスを包括的に収集，評価，そして統合し，「エビデンスの総体（body of evidence）として評価した．そして，アウトカム毎のエビデンス総体を総括して，一つのCQに対するエビデンスの質を決定した後，最後にコンセンサス会議にて治療推奨文書を作成し，推奨の強さを決定した．

## システマティックレビューチームの活動

システマティックレビュー担当委員は，ガイドライン作成委員がつくったCQから抽出されたアウトカムそれぞれに対してシステマティックレビューを行い，また必要性があると判断されたものについては独自にメタ・アナリシスを行った．今回のガイドライン作成過程では，下記の4つのCQに対して独自のメタ・アナリシスを行った．

CQ24：予防的抗菌薬投与は急性膵炎の予後改善に有効か？
CQ34：急性膵炎に対する腹腔洗浄は予後を改善させるか？
CQ47：ERCP後膵炎の予防に対する有効な内視鏡手技は何か？
CQ48：ERCP後膵炎の予防に対する有効な薬物療法とその適応は何か？

これらの結果をサマリーにまとめ（**Box 1**），推奨文作成の時に参考にされた．特にCQ24については更に論文を作成しJournal of Hepato-Biliary-Pancreatic Sciencesにおいて出版された[1]．

## Box 1 メタアナリシスのまとめ

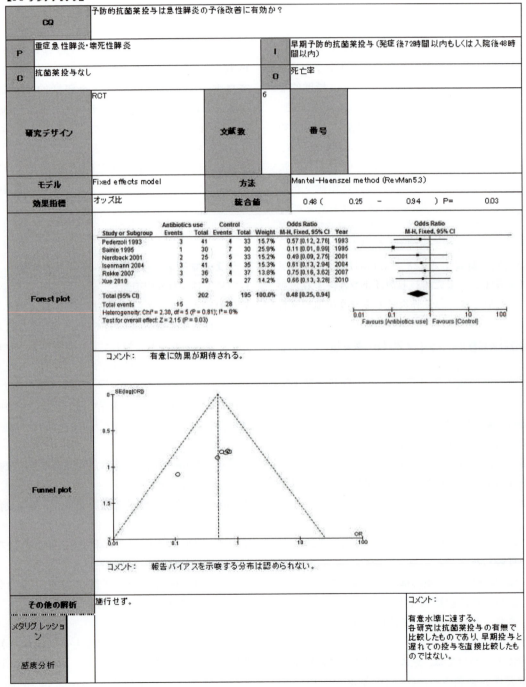

## 日米の急性膵炎診療ガイドライン比較（Box 2，3）

急性膵炎診療ガイドライン2015第4版[2]（以下日ガイドライン）とAmerican College of Gastroenterology Guideline: Management of Acute Pancreatitis[3]（以下米ガイドライン）とを比較する．どちらもGRADEシステムを採用しており，推奨文をまとめの形で記載している．

### 診断

まず診断においてはどちらのガイドラインにおいても[1]，上腹部の腹痛発作と圧痛[2]血中膵酵素の上昇[3]画像での急性膵炎の所見のうち2つ以上を満たす場合としている点では共通している．画像検査としては，ともに腹部エコーと単純CTを推奨している．米ガイドラインではMRIと造影CT撮影は診断がつかない場合や，初期治療に反応しない場合以外は行わないように強く推奨しているだが，日ガイドラインでは造影CTについては「急性膵炎にともなう出血や塞栓症の診断に有用である（1C）」MRIについては，「胆道結石や出血を伴う膵壊死の診断にはMRIはCTより有用である」となっており，検査を施行しないことについての言及はない．また，日ガイドラインは，膵酵素は血中アミラーゼよりも血中リパーゼを推奨しているなどの特徴がある．

### 重症度判定

日ガイドラインでは，厚生労働省急性膵炎重症度判定基準（8つの予後因子：Base Excess, $PaO_2$, BUN, LDH, 血小板, 総Ca, CRP, SIRS, 年齢）のスコアによる判定を推奨している．一方米ガイドラインでは，重症はすなわち持続する臓器不全である，と大まかに定義している．

### 治療

初期治療での乳酸リンゲル液の急速投与（150 - 600ml/hr程度）が日米ガイドラインで共に推奨されている．急速輸液のゴールを日ガイドラインでは，平均動脈圧［拡張期血圧＋（収縮期血圧〜拡張期血圧）/3］65mmHg以上と尿量0.5ml/kg/hr

が確保されるまでとしているが，米ガイドラインではBUN値が減少し始めるまで，となっている．モニタリングの容易さでは血液検査に頼らない日ガイドラインのほうが容易であるかもしれない．

抗菌薬投与については議論が分かれるところである．米ガイドラインでは，抗菌薬は膵以外の感染症が起きている時，感染が起こった壊死性膵炎のみに使用を推奨しており，重症急膵炎に対する予防的な抗菌薬投与を行わないことを強く推奨しているが，日ガイドラインでは，軽症急性膵炎に対しては抗菌薬投与を必要としないが，重症急性膵炎と壊死性急性膵炎に対しては発症72時間以内の使用は予後を改善する可能性があり，推奨している．

その他に，日ガイドラインは蛋白分解酵素阻害薬（ガベキサートメシル酸）やヒスタミンH2受容体拮抗薬投与，選択的消化管除菌（SDD），腹腔洗浄（PL），局所動注療法についての，施行する・しないについての推奨があるが，米ガイドラインについてはこれらの治療について何も言及もしていない．

### 栄養

重症急性膵炎では，米ガイドラインでも日ガイドラインでも感染症合併の予防のため経管栄養を推奨している．日ガイドラインではTreitz靭帯を超えて空腸まで挿入することを推奨しているが，米ガイドラインでは胃までの挿入と，空腸までへの挿入は効果はや安全性は同等であるとしている．

内容を俯瞰すると，米ガイドラインは推奨文だけ読めば診断から治療まで一通り診療が完結するように書かれており，診療の核となるところ以外は省略されている．一方，日ガイドラインは内容が盛り沢山で，例えば治療についても，蛋白分解酵素阻害薬，腹腔洗浄など様々な事に言及している．総合診療医の視点からすると，作成者の専門や興味に強く影響をうけていると思われる所もある．

### 参加してみて

診療ガイドラインのターゲットは，その領域を専門としない人である．幅広い領域の疾患を扱う

## Box 2　日本の急性膵炎診療ガイドラインの推奨文（参考文献 2 より一部改変）

| 推奨文 | 推奨の強さと<br>エビデンスの質 |
|---|---|
| **診断** | |
| 急性膵炎の診断には血中リパーゼの測定を推奨する．リパーゼ測定が困難であれば，血中アミラーゼを測定する． | 1B |
| 尿中トリプシノーゲン 2 簡易試験し検査は，急性膵炎の診断の低侵襲か，迅速化に有用となる可能性がある． | 推奨度なし B |
| 急性膵炎が疑われる時は，超音波検査は有用である． | 1C |
| 急性膵炎の診断には CT は有用である． | 1C |
| 膵炎の原因となる胆道結石や出血を出血を伴う膵壊死の診断には MRI は CT より有用である． | 2C |
| 膵炎に伴う活動性出血や血栓症の診断には造影 CT が有用である． | 1C |
| **病因** | |
| 胆石性急性膵炎かどうかの診断は，内視鏡的乳頭処置を行うか否かなどの治療方針にも大きく関係するため，優先すべきである． | 1A |
| **初期評価** | |
| 原則として診断後直ちに重症度判定を行い，経時的に判定を繰り返すことを強く推奨する． | 1C |
| スコアリングシステムを用いた重症度判定を用いることを強く推奨する． | 1B |
| 重症化を疑う重症度判断において，膵造影不良域の判定や，合併症の診断には造影 CT は有用である． | 2B |
| 重症と判定すれば，重症急性膵炎に対応可能な施設での速やかな治療が必要である．自施設がこれに対応困難であれば，早急に転送を考慮することを強く推奨する．初期に重症でなくても，経時的な重症度判定を行い，基準を満たせば転送を考慮する． | 1C |
| **治療** | |
| 急性膵炎の初期輸液として，細胞外液（乳酸リンゲル液など）を用いることを推奨する． | 1C |
| ショックまたは脱水状態の患者に対し，短時間の急速輸液（150 〜 600ml/h）を行うことは有用である．ただし，過剰輸液とならないように十分に注意する．脱水状態でない患者には，十分な輸液（130 〜 150ml/h）とともにモニタリングを厳重に行う．特に併存疾患として心不全や腎不全を用いる患者に対しては厳密に循環血液量を評価し輸液速度を決定する． | 1C |
| 急性膵炎患者では平均動脈圧 65mmHg 以上と尿量 0.5ml/kg/h 以上が確保されたら，急速輸液を終了し輸液速度を下げることを推奨する． | 2C |
| 急性膵炎に対する蛋白分解酵素阻害薬（ガベキサートメシル酸塩）の経静脈的投与による生命予後や合併症発生に治する明らかな改善効果は証明されていない． | 推奨度なし B |
| **抗菌薬** | |
| 軽症例に対しては感染症合併の発生率・死亡率は低く，予防的抗菌薬は必要ない． | 1A |
| 重症例や壊死性膵炎に対する予防的抗菌薬投与は，発症早期（発症後 72 時間以内）の投与により生命予後を改善する可能性がある． | 2B |
| 予防的抗真菌薬投与による急性膵炎の病態改善効果は明らかでなく，ルーティンでの投与は推奨されない． | 1C |
| **栄養** | |
| 軽症例では中心静脈栄養を行うことは推奨されない． | 1B |
| 重症例でも，経口または経腸栄養を行わないのは可能な限り回避するべきである． | 1B |
| 経腸栄養は重症例においては栄養補給経路としての意味以上に感染予防と意義が重要である．腸管合併症のない重症例に実施すべきである． | 1A |
| 経腸栄養は早期に開始すれば，合併症発生率を低下させ生存率の向上に寄与するので，遅くとも入院後 48 時間以内に開始することが望ましい． | 2A |
| 原則として Treitz 靭帯を超えて空腸まで挿入した経腸栄養を用いることが推奨される．ただし空腸にチューブを挿入できない場合は，十二指腸や胃内に栄養剤を投与してもよい． | 2B |
| 経口摂取は腹痛の消失，血中膵酵素値などを指標として経口摂取開始を決定する． | 2B |
| **ERCP** | |
| 胆石性膵炎のうち胆管炎合併例，胆道通過障害の遷延を疑う症例には，早期の ERCP/ES を施行すべきである． | 1A |

推奨の強さ　1：強い推奨　2：弱い推奨
エビデンスの質　A：質の高いエビデンス　B：中等度の質のエビデンス C：質の低いエビデンス　D：非常に質の低いエビデンス

## Box 3　米国の急性膵炎診療ガイドラインの推奨文（参考文献 3 より一部改変）

| 推奨文 | 推奨の強さと<br>エビデンスの質 |
|---|---|
| **診断** | |
| 急性膵炎の診断は以下の 3 項目のうちを 2 つを満たすことによって行われる．①腹痛②血中アミラーゼもしくはリパーゼが上限の 3 倍以上③画像検査による急性膵炎に特徴的な所見 | 1B |
| 造影 CT と MRI は診断がつかない場合や，入院後 48-72 時間の治療に反応しない場合以外は行うべきではない． | 1C |
| **病因** | |
| 腹部エコーは急性膵炎の全患者に行うべきである． | 1C |
| 総胆管結石やアルコール多飲の既往がない場合，血中トリグリセリド値を調べるべきである．血中トリグリセリド値が 1000mg/dl 以上で膵炎の原因とみなす． | 2B |
| 40 歳以上の患者では膵腫瘍を考慮すべきである． | 2C |
| 特発性の急性膵炎の患者に対しての内視鏡検査は，検査のリスクとベネフィットが不明確であり，控えるべきである． | 2C |
| 特発性の急性膵炎の患者は専門家にコンサルトすべきである． | 2C |
| 膵疾患の家族歴があり，病因不明の 30 歳以下の急性膵炎患者には遺伝子検査を考慮すべきかもしれない． | 2C |
| **初期評価** | |
| 受診後ただちに血行動態の評価を行い，それに対処をすべきである． | 1B |
| 患者をトリアージをするため，リスク評価を行い重症度で層別化するべきである． | 2B |
| 臓器不全を伴う患者は ICU に入院すべきである． | 1C |
| **初期治療** | |
| 急速細胞外液輸液（250 − 500ml/h）が，新機能や腎機能に問題がない場合は行われるべきである．初期輸液は最初の 12 − 24 時間が最も効果が高い． | 1B |
| 血圧低下や頻脈がみられるような重度の脱水がある患者には，さらに急速な点滴が必要かもしれない． | 2B |
| 点滴は乳酸リンゲル液を選ぶべきである | 2B |
| 必要な輸液量の評価は入院後 24 − 48 時間の間は 6 時間以内毎に行われるべきである．BUN 値の低下を目標とする． | 1B |
| **抗菌薬** | |
| 抗菌薬は膵外感染症の合併に対して用いる． | 1A |
| 重症急性膵炎に対してルーティンでの予防的抗菌薬投与は推奨されない． | 1B |
| 無菌性の壊死性膵炎に対する予防的抗菌薬投与は推奨されない． | 1B |
| 感染を合併した壊死性膵炎に対して，カルバペネム，キノロン，メトロニダゾールなどの抗菌薬が有効である | 2C |
| ルーティンに抗真菌薬を，予防や治療的目的での抗菌薬と併用する事は推奨されない． | 2C |
| **栄養** | |
| 軽症急性膵炎では，経口栄養摂取は消化器症状がなければ，すぐに開始できる． | 2B |
| 軽症急性膵炎では，低脂肪食は清澄流動食と同程度に安全である． | 2B |
| 重症急性膵炎では，感染症予防のため経腸栄養がのぞましい．静脈栄養は，経腸栄養が不可能な場合のみに行うべきである． | 1A |
| 経鼻胃チューブと経鼻空腸チューブは，効果の安全性の観点からは同等である． | 1B |
| **ERCP** | |
| 急性胆管炎を伴う急性膵炎に対しては入院後 24 時間以内に ERCP を行う． | 1B |
| 胆管閉塞状態が続いているという臨床的証拠がない胆石膵炎患者に対して ERCP は必要ない． | 1C |

推奨の強さ　1：強い推奨　2：弱い推奨

エビデンスの質　A：質の高いエビデンス　B：中等度の質のエビデンス C：質の低いエビデンス　D：非常に質の低いエビデンス

総合診療医は，代表的なエンドユーザーである．推奨文決定の診療ガイドラインパネルにはさまざまなステークホルダー（例えば看護師，患者代表，行政・福祉担当者，製薬会社など）が参加する事が求められており[4]，やはり総合診療医もそれに参加することが望ましい．しかし実際は，なかなかそのような機会がないのが現状であろう．今回，システマティックレビューチームとして総合診療医が急性膵炎診療ガイドライン作成に加わったが，これは一つの具体的な方法であろう．どのような形であれ，診療ガイドライン作成に精通している人材を増やすことが大きな課題である．

　以下参加してみて感じたことを述べる．推奨文の作成の段階では，エビデンスの確かさ，だけではなく患者の意向や希望，益と害，コストの４つを評価項目として，パネルで決定する．しかし，実際に急性膵炎の診療には関わっているが専門家でない者としてパネルに参加すると，すべてのアウトカムについて上記の４評価項目に従って自分の考えを表明することはいささか困難に感じた．普段臨床に関わっていない人にはなおさら困難であろう．

　また診療ガイドラインの内容は，どのようなCQを設定するかで決まる．CQの設定は，作成者が重要であると考える事柄から設定され，どのような事柄が重要であると考えるかはその作成者の専門や経験で異なる．あまりに専門性が高すぎ

たり，最新の知見を取り込もうとしすぎると，マニアックにしあがってしまい，内容のコアとなるところがぼやけてしまい使いにくいガイドラインになってしまう．今回我々が参加したのはシステマティックレビューチームであり，CQの設定には関わらなかった．ユーザーに優しいガイドライン作成にむけて，今後更に総合診療医がCQ設定を含めて作成当初から関わっていくことが望ましいのではないかと思う．

### 参考文献

1 ) Ukai T, Shikata S, Inoue M, Noguchi Y, Igarashi H, Isaji S, et al. Early prophylactic antibiotics administration for acute necrotizing pancreatitis: a meta-analysis of randomized controlled trials. J Hepatobiliary Pancreat Sci. 2015 Feb 9;

2 ) Yokoe M, Takada T, Mayumi T, Yoshida M, Isaji S, Wada K, et al. Japanese guidelines for the management of acute pancreatitis: Japanese Guidelines 2015. J Hepatobiliary Pancreat Sci. 2015 Jun;22(6):405-32.

3 ) Tenner S, Baillie J, DeWitt J, Vege SS, American College of G. American College of Gastroenterology guideline: management of acute pancreatitis. Am J Gastroenterol. Nature Publishing Group; 2013;108(9):1400-15; 1416.

4 ) Andrews JC, Schünemann HJ, Oxman AD, Pottie K, Meerpohl JJ, Coello PA, et al. GRADE guidelines: 15. Going from evidence to recommendation-determinants of a recommendation's direction and strength. J Clin Epidemiol. 2013 Jul;66(7):726-35.

# Index

## 英　数

1 分間指導法　　77
AGREE Ⅱ　　　133，139
GRADE システム　　　139，167
M and M カンファレンス 81
Team STEPPS®　94
Values-based practice　　90

## あ

アドバンス・ケア・プランニング　63

## い

意思決定支援　　63
医学教育　　24，50
医師不足　　18
医師養成　　66
医療安全　　94
医療人文学　　98
医療費抑制　　44
育成のための医師確保　　20

## う

うつ病　50

## え

エンドオブライフケア　　63

## お

大きな診療所　　69

## か

価値　　90
家庭医　　10，31
家庭医診療科　　69
外来学習　　74
外来教育　　44
外来診療の質　　77
患者の意向　　151
患者安全　　94
関連専門職　　87

## き

キャリアサポート　　　24
期待される医師像　　　2
急性膵炎　　　167
救急医療管理加算　　　38

## け

ケアミックス　　35
ケア調整能力　　14
経済的利益相反　145

## こ

高血圧　159
高頻度疾患　　44
高齢者　54

## さ

在宅医療専門医　27

# Index

## さ

在宅療養支援病院　　　35
参加型実習　　74

## し

ジェネラリスト　133
システマティックレビュー　　　167
シネメデュケーション　　98
次世代の育成　　54
主治医機能　　54
主役型実習　　74
重症患者　　38
省察的実践　　102
症例検討会　　81
診断推論　　44
診療ガイドライン　　　133, 139, 159, 167
診療ガイドラインの質　　139
診療の優先付け　151
診療所機能　　69
診療所的な患者　　69

## す

垂直統合　　47
水平統合　　47

## せ

生命医療倫理　　98
精神医学　　98
精神科救急　　50
精神疾患　　44
専門職連携教育　87

## せ

専門職連携実践　87
専門内科　　14

## そ

総合診療　　　5

## た

多職種カンファレンス　　84
多職種連携　　　54, 90
多職種連携トレーニング　94

## ち

チーム STEPPS　94
チーム医　　94
地域医療への貢献　　2
地域在宅医療　27
地域包括ケア　　5
地域包括ケア施設　　35
地域包括ケア病棟　59
知的利益相反　145
中核的能力（コア・コンピテンシー）　　2
中規模病院　　31
治療効果を得るまでに必要な時間　151
治療負担　　151

## と

統合的ケア　　47

# Index

## な

内科臓器別専門医　　31

## に

認知症　50

## ひ

批判的吟味　　133
病院医師に対する在宅医療研修　　27
病院総合医　　5，31，59
　　──の診療分野・診療範囲　　20
　　──の能力　66
病気喧伝　　145

## ふ

プライマリ・ケア　　5
プロフェッショナリズム　98

## ほ

ポートフォリオ　102
　　──勉強会　102
ポリファーマシー　　59

## ま

マルチモビディティ　　151
慢性疾患　　159

## め

メディエーター　54

## も

モーニングレポート　　81

## り

リーダーシップ　10
リエゾン精神医学　　50
リサーチマインド　　10
リサーチマインドの涵養　38
離島医療　　18
立地と興味とワークライフバランス　　20
臨床研修　　18，31
臨床推論能力　　77
臨床病理検討会　81
臨床倫理　　84

## れ

レスパイトケア　59
歴史　　5
連携　　24

## ろ

ローテーション研修　　14

## わ

ワークショップ　90

# コンソーシアムブックス公募のご案内

**編集・出版募集要項**

　　本会は、ジェネラリストの教育に資する質の高い出版事業を展開することを活動の特色とします．下記の書式に沿って応募された中から、編集・出版委員会が出版事業として適否を検討します．編集・出版委員会は会長、副会長、および理事で構成され、編集委員会で選出された応募者について理事会の議を経て編集・出版事業の適否を決定します．

募集作品

斬新な、ジェネラリストの教育実践の記録．日本語で書かれ、著者が一人の単著に限ります．

応募方法

下記の3点の原稿をお送りください．

① 　表紙：題名、氏名、所属名、連絡先のEメールを明記．
② 　著者略歴：箇条書きで400字以内．
③ 　ジェネラリスト教育実践の概要：その特色を2000字以内にまとめお送りください．

〔教育活動の成果や省察の記録，メンター（優れた助言者・指導者）の指導と評価の記録など〕

応募資格

年齢・性別・職種・国籍は問いません．

**応募先**

下記に、Eメールでお寄せください．

ジェネラリスト教育コンソーシアム事務局　　㈱カイ書林

〒330-0802　埼玉県さいたま市大宮区宮町2-144

電話　048-778-8714　FAX　048-778-8716

e-mail：generalist@kai-shorin.co.jp

**発表**

合否の結果は、応募者に直接通知いたします．

合格の場合は、本会の編集・出版委員会が編集・出版に関して具体的なアドバイスをします．

編集後、(株)カイ書林から刊行します．

**ジェネラリスト教育コンソーシアム vol.11**
病院総合医教育の最先端

| | | |
|---|---|---|
| 発　　　行 | 2018 年 11 月 12 日　第 1 版第 1 刷 © | |
| 編　　　集 | 大 西 弘 高 | |
| | 藤 沼 康 樹 | |
| 発 行 人 | 尾 島　茂 | |
| 発 行 所 | 〒 330-0802　埼玉県さいたま市大宮区宮町 2-144 | |

　　　　　　　電話　048-778-8714　FAX　048-778-8716　e-mail：generalist@kai-shorin.co.jp

　　　　　　　HP アドレス　http://kai-shorin.co.jp

　　　　　　　**ISBN　978-4-904865-39-2　C3047**

　　　　　　　**定価は裏表紙に表示**

印刷製本　　モリモト印刷株式会社

　　　　　　© Hirotaka Onishi

**JCOPY** ＜ ( 社 )出版者著作権管理機構　委託出版物＞

　　本書の無断複写は著作権法上での例外を除き禁じられています . 複写される場合は , そのつど事前に , ( 社 ) 出版者著作権管理機構 ( 電話 03-3513-6969, FAX 03-3513-6979, e-mail: info@jcopy.or.jp) の許諾を得てください .

# ジェネラリスト教育コンソーシアム

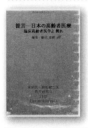

### Vol.1
### 提言—日本の高齢者医療
編集：藤沼 康樹
2012 年 6 月 15 日発売　B5　160 ページ
ISBN978-4-906842-00-1
定価：3,600 円＋税

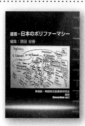

### Vol.2
### 提言—日本のポリファーマシー
編集：徳田 安春
2012 年 11 月 6 日発売　B5　200 ページ
ISBN978-4-906842-01-8
定価：3,600 円＋税

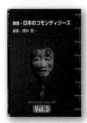

### Vol.3
### 提言—日本のコモンディジーズ
編集：横林 賢一
2013 年 5 月 2 日発売　B5　170 ページ
ISBN978-4-906842-02-5
定価：3,600 円＋税

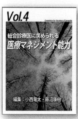

### Vol.4
### 総合診療医に求められる医療マネジメント能力
編集：小西 竜太，藤沼 康樹
2013 年 12 月 2 日発売　B5　190 ページ
ISBN978-4-906842-03-2
定価：3,600 円＋税

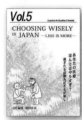

### Vol.5
### Choosing wisely in Japan —Less is More
編集：徳田 安春
2014 年 5 月 3 日発売　B5　201 ページ
ISBN978-4-906842-04-9
定価：3,600 円＋税

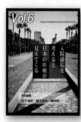

### Vol.6
### 入院適応を考えると日本の医療が見えてくる
編集：松下 達彦，藤沼 康樹，横林 賢一
2014 年 12 月 16 日発売　B5　157 ページ
ISBN978-4-906842-05-6
定価：3,600 円＋税

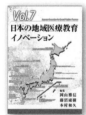

### Vol.7
### 地域医療教育イノベーション
編集：岡山 雅信，藤沼 康樹，本村 和久
2015 年 5 月 16 日発売　B5　158 ページ
ISBN978-4-906842-06-3
定価：3,600 円＋税

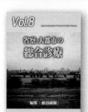

### Vol.8
### 大都市の総合診療
編集：藤沼 康樹
2015 年 12 月 2 日発売　B5　191 ページ
ISBN978-4-906842-07-0
定価：3,600 円＋税

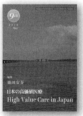

### Vol.9
### 日本の高価値医療
### High Value Care in Japan
編集：徳田 安春
2016 年 5 月 11 日発売　B5　219 ページ
ISBN978-4-906842-08-7
定価：3,600 円＋税

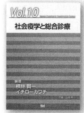

### Vol.10
### 社会疫学と総合診療
編集：横林 賢一，イチロー カワチ
2018 年 5 月 21 日発売　B5　142 ページ
ISBN　978-4-904865-33-0
定価：3,600 円＋税

ジェネラリスト教育コンソーシアム事務局　㈱カイ書林
〒 330-0802　埼玉県さいたま市大宮区宮町 2-144
電話　048-778-8714　FAX　048-778-8716
e-mail：generalist@kai-shorin.co.jp